Sofortheilung durch Borax

Erprobte Anwendungen und dringend notwendiges
Praxiswissen für den sicheren Umgang mit Borax Pulver

Ulrich Bergmann

Inhaltsverzeichnis

Inhaltsverzeichnis

1.

Einleitung

Borax ist ein altes Hausmittel, das vielseitig verwendbar ist und dem nicht zuletzt gesundheitsfördernde Eigenschaften nachgesagt werden.

Bor ist das Atom, um das sich hier alles dreht. Aber Bor kommt in der Natur nicht in Reinform vor. Deswegen nehmen wir immer Borverbindungen in Form von Säuren, Salzen oder Basen zu uns. Zum Schluss bleibt immer Borsäure, die ihre Wirkung durch ihre besonderen Eigenschaften entfaltet und die eigentlich immer und überall das Gleiche tut – mit sehr unterschiedlichen Ergebnissen. Bor kann die Wundheilung fördern, die Knochen stärken oder sogar vor Krebs schützen.

Nur wenn Sie es äußerlich anwenden, ist Borax gleich Borax. Borax wurde und wird Lebensmitteln als Konservierungsstoff mit der Nummer E 285 zugesetzt. Forscht man ein bisschen nach, kommt man zu dem Schluss, dass es kaum etwas gibt, wofür oder wogegen Borax nicht geeignet ist.

Für viele Organismen ist Borax giftig. Es bildet Komplexe mit Molekülen, die zwei benachbarte Hydroxylgruppen besitzen. Das sind oft funktionelle Gruppen in Enzymen, Nukleotiden oder Membranen. Die Moleküle verlieren dadurch ihre Funktionsfähigkeit. Das gilt für alle Organismen auf der Welt, aber Säugetiere – und damit auch wir Menschen – verfügen mit den Nieren über einen effizienten Ausscheidungsmechanismus, der uns vor toxischen Konzentrationen von Borverbindungen schützt.

Das macht Borax zu einem interessanten Mineral mit vielseitigen Anwendungsgebieten in der Medizin, im Haushalt, in der Chemie und Industrie.

Was Sie in diesem Ratgeber erwartet

In diesem Ratgeber erfahren Sie, wie dieser Mechanismus funktioniert und auf welch vielfältige Weise Sie sich Borax zu Nutze machen können. Sie werden lernen, …

- dass Borax, obwohl es verboten ist, völlig harmlos ist, beziehungsweise nicht gefährlicher als Kochsalz – die Menge macht's!
- wie Borax im Körper wirkt und wie viel Gutes es für Ihre Gesundheit tun kann.
- wie Sie mit der täglichen Nahrung für eine ausreichende Zufuhr von Bor sorgen können.
- wie Sie selbst Borax als Heilmittel gegen verschiedene Erkrankungen einsetzen können.
- wie Borax Ihnen in der kosmetischen Körperpflege und in Haus und Garten als nützliches Hilfsmittel dienen kann.
- wie und wo Sie Borax beziehen können, obwohl der Erwerb für Privatpersonen verboten ist.

Eine Auflistung der Quellenangaben finden Sie geordnet nach den Kapiteln hinten im Buch.

Bor in der Biologie

Bor spielt eine essentielle Rolle als Pflanzennährstoff. Es stabilisiert die Zellwände der Pflanzen, indem es verschiedene Moleküle miteinander verknüpft. Damit spielt Bor eine wichtige Rolle für die Architektur und Stabilität der Pflanzenzellwand. Parallel dazu wurden auch Transportproteine für Borsäure in der Ackerschmalwand-Pflanze *Arabidopsis thaliana* (das liebste Haustier der Botaniker, an dem sie fast all ihre Forschung durchführen) entdeckt, was die Befunde untermauert, dass Bor eine wichtige Rolle im Stoffwechsel der Pflanzen spielt.

Auch an der Signalübertragung zwischen Leguminosen (Hülsenfrüchtlern) und Wurzelknöllchenbakterien scheint Bor beteiligt zu sein. Leguminosen und Bakterien leben in einer Symbiose, in der die Bakterien Stickstoff aus der Luft einfangen und den Pflanzen zur Verfügung stellen.

Bor ist also gar nicht so übel – oder?

Durch diese Entdeckungen kommen die Forscher zu dem Schluss, dass Bor ein vielseitiges Spurenelement ist, das an vielen Reaktionen beteiligt ist, die scheinbar in keinem Zusammenhang miteinander stehen. Aber was auch immer es ist, Bor scheint für die Stabilisierung von Molekülen – zumindest in Pflanzen – immer eine wichtige Rolle zu spielen.

Da alles Leben auf der Welt miteinander verwandt ist und sogar der Mensch auf genetischer Ebene den Pflanzen noch ziemlich ähnlich sieht (beispielsweise überschneidet sich das Genom des Menschen zu 50 % mit dem Genom von handelsüblichen Bananen), liegt der Verdacht nahe, dass Bor auch im tierischen Stoffwechsel ein wichtiges Spurenelement sein könnte. Und die Zahl der wissenschaftlichen Studien, die sich mit den therapeutischen Möglichkeiten von Bor befassen, übersteigt seit einigen Jahren die der Veröffentlichungen zur Toxizität.

Doch im Juni 2009 wurde Borax aus dem Verkehr gezogen, die Abgabe an Privatpersonen untersagt. Borax darf nur für gewerbliche Zwecke abgegeben werden. Boraxhaltige Produkte sind noch im Verkehr, aber ab einem Gehalt von 1 % Bor ist der Gefahrenhinweis Pflicht. Das entspricht einem Boraxgehalt von 8,5 %, denn Borax besteht zu 11,3 % aus Bor.

Borax kann das Wachstum Ungeborener beeinträchtigen und wurde wegen dieser potentiell fruchtschädigenden Eigenschaften als Gefahrstoff eingestuft. Dabei ist Borax in der richtigen Menge und Anwendung ungefähr so giftig wie z.B. Kochsalz. Zur Unbedenklichkeit von Borax erfahren Sie mehr in Kapitel 3.

Bormangelerscheinungen konnten bisher bei Mensch und Tier nicht beschrieben werden. Aber es gehört zu den charakteristischen Eigenschaften von Spurenelementen, dass sie nur in sehr kleinen Mengen – Spuren eben – benötigt werden. Und Bor kommt in der Natur, zumindest in der vom Menschen unbelasteten, überall vor.

Einleitung

Die Borax Verschwörung

Der Biochemiker Walter Last vermutet daher hinter dem plötzlichen Verbot von Borax gar eine Verschwörung durch die Pharmaindustrie, die in Konkurrenz zum Allheilmittel Borax hoffnungslos verloren wäre.

Wer hat nun recht? Wir werden es sehen. Zunächst einmal erfahren Sie im folgenden Kapitel, was Borax überhaupt ist und woher es kommt.

2

Was ist Borax überhaupt?

Borax ist ein Natriumsalz der Borsäure. Es besteht aus vier Boratomen, die jeweils über eine Sauerstoffbrücke miteinander verbunden sind. Dabei bildet es zwei Ebenen, die eine L-förmige Struktur aufweisen. Jedes Boratom ist außerdem durch eine Hydroxylgruppe (OH-) nach außen abgesättigt. In dieser Struktur sind noch acht Wassermoleküle enthalten, das so genannte Kristallwasser. Der Chemiker nennt das hydratisiert. Die chemisch korrekte Bezeichnung ist Natriumtetraborat-Decahydrat oder, noch etwas genauer, Dinatriumtetraborat-Decahydrat oder, etwas übersichtlicher, einfach Natriumborat.

Borax ist ein weiches Mineral, etwas mürbe, das sich mit dem Fingernagel ritzen lässt, ähnlich wie Gips. Es bildet, wenn es in reiner Form vorliegt, Kristalle, die farblos und durchsichtig sind. Wenn der Kristall nicht perfekt ist, zum Beispiel durch Fremdatome, die dazwischen eingelagert sind, kann ein Borax-Kristall auch durchscheinend weiß, hellblau, -grün oder -grau erscheinen. Manchmal sind die Borax-Kristalle auch so klein, dass man sie nur unter dem Mikroskop sehen kann und das Mineral als kristalline Masse oder Pulver vorliegt.

Borax ist ein eher seltenes Mineral, das sich in den Trockengebieten der Erde an etwa achtzig Fundorten weltweit als Evaporit (also ein durch Evaporation entstandenes Gestein) in bestimmten salzhaltigen Seen, die man auch Boraxseen nennt, bildet. Daneben kommt es noch in vulkanischen Schloten vor. Die wichtigsten natürlichen Vorkommen liegen in Kalifornien und der Türkei, weitere in Kasachstan, Südamerika, China, Indien oder auch der Toskana.

Ein Evaporit ist ein Sedimentgestein, das sich bildet, wenn unter trockenen Bedingungen das Wasser, in dem es gelöst ist, verdunstet. Es entsteht eine übersättigte Lösung, aus der das Mineral ausfällt, weil nicht mehr genug Wasser vorhanden ist, um es in Lösung zu halten.

In der Vergangenheit gewann man Borax hauptsächlich durch den Abbau dieses Sedimentgesteins. Heute wird Borax fast ausschließlich aus dem Mineral Kernit gewonnen. Üblicherweise findet man dieses Mineral in Trockenseen in sehr ariden Regionen tief unter der Oberfläche. Kernit ist nach dem Kern County in Kalifornien benannt, dem ersten und sehr wichtigen Fundort dieses Minerals.

Kernit ist Borax sehr ähnlich. Es unterscheidet sich von Borax nur durch den geringeren Gehalt an Kristallwasser und man kann Borax aus Kernit extrahieren.

Die Geschichte von Borax

Wie bereits erwähnt kommt Bor nur in Form von sauerstoffhaltigen Mineralen in der Natur vor. Eines dieser Minerale ist Borax, das man schon in der Antike nutzte. Schon die alten Ägypter nutzten boraxhaltige Mineralien zur Einbalsamierung ihrer Mumien und in China verwendete man es zur Herstellung von Glasuren und Gläsern.

Seit dem siebzehnten Jahrhundert bezeichnet der Begriff Borax das Natriumsalz der Borsäure. Mitte des achtzehnten Jahrhunderts wurde Borax von einem schwedischen Mineralogen, Johan Gottschalk Wallerius, erstmals wissenschaftlich beschrieben.

Die erste Borax-Lagerstätte wurde im Januar 1856 in den Vereinigten Staaten entdeckt. Im September desselben Jahres entdeckte man die bedeutenden Lagerstätten im kalifornischen Death Valley und dem Borax Lake.

Bor und seine Verbindungen

Das Element, um das sich hier alles dreht, ist Bor. Bor ist ein auffällig seltenes Element, weil es auf keinem üblichen Weg entsteht. Die verschiedenen Elemente stammen entweder aus dem Urknall oder entstehen durch stellare Kernfusionen, also die Verschmelzung von Atomkernen im Inneren von Sternen. Bor dagegen entsteht, wenn größere Atomkerne von kosmischer Strahlung getroffen werden. Bor kommt in der Natur nur in sauerstoffhaltigen Verbindungen wie eben zum Beispiel Borax vor. Elementares Bor kann aber auf verschiedenen Wegen chemisch gewonnen werden, beispielsweise aus dem bereits erwähnten Mineral Kernit. Nach Diamant, dem härtesten Mineral überhaupt,

besitzt Bor die zweithöchste Härte und höchste Zug-
festigkeit (die maximale Belastung oder Spannung, der
ein Werkstoff standhalten kann) der bisher bekannten
Elemente.

Chemische Eigenschaften von Borax

Borax ist in Wasser und Glycerin löslich. Glycerin ist
ein Zuckeralkohol, der besser als Frostschutzmittel
bekannt ist. Es ist aber auch das Rückgrat aller pflanzlichen und tierischen Fette und findet vielerlei techni-
sche Anwendung.

Borax verliert beim Erwärmen schon bei etwa 100 °C
einen Teil seines Kristallwassers und löst sich darin.
Bei einer Temperatur von ca. 400 °C entsteht wasser-
freies Natriumtetraborat. Erhitzt man weiter, erhält
man eine glasartige Schmelze, in der sich viele Metall-
oxide lösen und dabei charakteristische Farben entwickeln. Diese Eigenschaft findet in der analytischen
Chemie eine – allerdings recht grobe – Anwendung
zur Probenanalyse.

In wässriger Lösung trennen sich die Natriumionen
vom Rest des Moleküls. Dieser Vorgang heißt Disso-
ziation. Es entsteht ein Borax-Anion, die konjugierte
Base der Borsäure.

Und Borsäure ist der heimliche Star der Geschichte,
die sich um Borax rankt. Alle positiven Eigenschaften
von Borax beruhen auf der Tatsache, dass Borax das
Salz dieser Borsäure ist, einer ganz besonderen Säure.
Alle nützlichen Effekte beruhen auf einem simplen
Reaktionsmechanismus.

10

Unbedenklichkeit von Borax

Da wir nun etwas mehr über Borax wissen, können wir der Behauptung, es wäre giftig (der angebliche Grund, weswegen es verboten wurde), genauer auf den Grund gehen. Falls Sie direkt mehr über die Anwendung lesen möchten, können Sie zu Kapitel 4 weiterblättern.

Was ist nun dran an der Gefährlichkeit von Borax? Ist Borax wirklich giftig? Warum ist das früher niemandem aufgefallen? Es war doch über Jahrzehnte als Allzweckmittel in Gebrauch?

Ein Blick auf die Einschätzung der Toxizität in Zahlen hilft uns schnell weiter: Der LD_{50}-Wert, die mittlere letale Dosis, liegt bei zwei bis sechs Gramm Borax pro Kilogramm Körpergewicht. Verzehrt man diese Menge – bei einer Person von 70 kg sind das 140 bis 420 Gramm – hat man eine Überlebenschance von 50 %. Damit liegt die letale Dosis im Bereich von NaCl, besser bekannt als Kochsalz, dessen LD_{50}-Wert mit drei Gramm pro Kilo Körpergewicht angegeben wird.

Wie giftig ist Borax nun?

Im Lexikon der Umweltanalytik findet man dazu folgenden Eintrag:

„Borsalze sind in toxikologischer Hinsicht relativ harmlos. Ihre Giftwirkung auf Warmblüter ist äußerst gering. Die Toxizität ist vergleichbar mit der von Kochsalz. Als Symptome einer übermäßigen Einnahme können Leibschmerzen, Erbrechen, Durchfall, Kopfschmerzen, Verwirrungszustände, Muskelzittern, Nervenentzündungen, Krämpfe und Schleimhautblutungen auftreten. Bor ist als wichtiges Spurenelement für höhere Pflanzen in Düngemitteln enthalten. Der Mensch nimmt täglich 10 - 20 mg Bor auf, hauptsächlich aus Obst und Gemüse. Gleichwohl werden Borsäure und Borax in die Wassergefährdungsklasse 1 (schwach wassergefährdend) eingestuft; es ist eine schädliche Wirkung auf das Grundwasser möglich."

Man liest auch in einem Buch über Gefahren durch Vergiftungen bei Kindern:

„Borsäure wirkt als Protoplasmagift. Früher häufige und oft schwerwiegende Intoxikationen über Hautresorption bei Kindern und nach chronischer Anwendung. In den letzten Jahren seltener und weniger gravierend, vermutlich, da (zumindest in Deutschland) weniger Borpräparate auf dem Markt sind und folglich seltener therapeutische Anwendung finden. [...] Systemische Intoxikation ab 200 mg/kg."[1]

Jetzt können wir uns wieder entspannt zurücklehnen, denn eine systemische Intoxikation ab 200 Milligramm pro Kilogramm Körpergewicht ist **das Zehnfache** dessen, was Herr von Mühlendahl als maximale tägliche

---

[1] von Mühlendahl, Karl Ernst, Vergiftungen im Kindesalter, Georg Thieme Verlag, 2003.

Aufnahme angibt, und seine Zahlen liegen auch schon um ein Mehrfaches über der tatsächlichen täglichen Aufnahme von Bor durch Lebensmittel.

Zwei Gramm Bor, die einem Kind von zehn Kilogramm Körpergewicht gefährlich werden könnten, stecken in etwa 11,5 Gramm Borsäure oder 17,5 Gramm Borax. Das entspricht etwa zwei bzw. drei Teelöffel des reinen Pulvers, also einer viel zu hohen Dosis. Borverbindungen werden von sehr jungen Säuglingen tatsächlich noch zu einem Großteil über die Haut resorbiert, also über die Haut direkt in die Blut- oder Lymphbahnen aufgenommen. Später lässt die Aufnahme stark nach.

Untersuchungen zur Toxizität von Bor

Borax als Quelle für Bor steht im Verdacht, reproduktionstoxisch zu sein. Das bedeutet, es wird vermutet, dass es die Fruchtbarkeit verringern und sich negativ auf die Entwicklung Ungeborener auswirken könnte. Des Weiteren wurde der Verdacht geäußert, es könne mutagen sein, das Erbgut verändern und damit das Risiko erhöhen, an Krebs zu erkranken.

Reproduktionstoxizität

Der Hauptanklagepunkt gegen Bor betrifft die Reproduktionstoxizität. Borax steht unter dem Verdacht, teratogen zu sein. Teratogene sind äußere Einwirkungen, die Fehlbildungen bei Embryonen hervorrufen können. Zu dieser Frage wurden etliche Studien am Menschen durchgeführt, nachdem sich herausgestellt hatte, dass der NOAEL für die Fruchtbarkeit von Ratten bei 17,5 Milligramm Bor pro Kilogramm Körpergewicht lag, für Entwicklungsstörungen bei 9,6 Milligramm pro Kilogramm Körpergewicht. Der NOAEL (engl. für No Observed Adverse Effect Level) entspricht der höchsten Dosis eines Stoffes, bei dessen Exposition keine signifikanten Befunde beobachtet werden.

Diese Werte empfand die Wissenschaftswelt als grenzwertig und es entspann sich ein Disput, ob Borverbindungen nun als reproduktionstoxisch einzustufen sind oder nicht.

In die Studien am Menschen wurden etwa 1000 Männer und Frauen aus Gegenden mit hoher Borbelastung in China einbezogen. Die Menschen arbeiteten entweder im Abbau oder der Verarbeitung von Borverbindungen. Die individuelle Belastung jedes Einzelnen wurde berücksichtigt. Man konnte trotz einer hohen Belastung mit Bor keine Beeinträchtigung der Fruchtbarkeit durch Bor beobachten.

Weitere Studien aus der Türkei, die in Regionen mit stark mit Bor belastetem Trinkwasser durchgeführt wurden, bestätigten die früheren Befunde, dass Bor der männlichen Fruchtbarkeit nicht schadet. Keine Studie konnte eine Schädigung der Fruchtbarkeit bisher belegen. Die natürliche Exposition mit Bor reichte nicht aus, die Blutwerte zu beeinflussen, geschweige denn, den Borgehalt in anderen Geweben ansteigen zu lassen. Diese Ergebnisse zeigen, dass unter natürlichen Bedingungen mit normalen Belastungen durch Bor keine Gefahr für die Fruchtbarkeit besteht.

Für das weibliche Geschlecht stammen die Erkenntnisse aus Experimenten an Ratten und anderen Säugern, die Erkenntnisse lassen sich aber laut den Autoren auch auf den Menschen übertragen.

Mutagenität

Auch zur Mutagenität von Bor wurden Studien durchgeführt. Verschiedene Bakterien und Säugerzellen wurden im Labor Mutagenitätstests mit Borsäure und ihren Salzen unterzogen. Mutagene Stoffe haben das Potential, das Erbgut zu verändern und dadurch beispielsweise Krebs hervorzurufen. Aber keine der Borverbindungen konnte in der Petrischale Mutationen auslösen. In einem bestimmten Typ von Zellen aus dem Bindegewebe der Lunge von Hamstern schien Borsäure sogar die DNA vor Schädigungen durch Blei oder Cadmium zu schützen.

Egal in welcher Form wir Borverbindungen aufnehmen, ob als Borsäure, Borat, das Salz der Borsäure, oder als Komplex mit organischen Komponenten, Bor bewegt sich in unserem Körper immer in Form von Borsäure. Nicht-dissoziierte, anorganische Borsäure wird von keinem Tier verstoffwechselt, sie wird nur aufgenommen, durchfließt den Körper, verteilt sich zunächst in den Geweben und wird über die Nieren mit dem Urin wieder ausgeschieden. Weil Bor nicht nennenswert zu anderen Verbindungen umgesetzt wird, kann man davon ausgehen, dass jedes Tier Borverbindungen auf die gleiche Weise verarbeitet und die gewonnenen Daten auch auf den Menschen übertragen werden können, meinen die Autoren der Studie.

15

Toxische Wirkung von Borsäure

Borsäure reizt die Atemwege und in exzessiv hohen Dosen wirkt sie akut toxisch. Die Aufnahme von 30 Gramm Borsäure kann zum Tod führen. So wurde es jedenfalls 1969 berichtet. Borsäure wurde als Desinfektionsmittel benutzt. Es ist ja eigentlich naheliegend, dass hochdosierte Desinfektionsmittel auch reizend wirken können, schließlich werden sie zum Kampf gegen Keime eingesetzt.

Fassen wir es kurz zusammen: Bor verfügt nicht über erbgutveränderndes Potential. In hohen Dosen eingenommen verursacht es Vergiftungserscheinungen, die denen von Kochsalz ähneln, und im Tierversuch wirkt es nur reproduktionstoxisch, wenn es in übernatürlich hohen Dosen verabreicht wird.

Ist das Borax-Verbot angemessen?

Borax ist also nur sehr schwach giftig, beziehungsweise nur in sehr großen Mengen. Solange man es nicht löffelweise in Reinform verzehrt, besteht keinerlei Gefahr, irgendwelche Schäden davonzutragen.

Wer kennt nicht das berühmte Zitat von Paracelsus, dem hervorragenden Mediziner des sechzehnten Jahrhunderts:

„Alle Dinge sind Gift, und nichts ist ohne Gift; allein die Dosis macht's, dass ein Ding kein Gift sei."[2]

---

[2] *Die dritte Defension wegen des Schreibens der neuen Rezepte. In: Septem Defensiones 1538. Werke Bd. 2, Darmstadt 1965, S. 510.*

Auch wenn sich die Medizin in den darauffolgenden Jahrhunderten grundlegend geändert hat: Mit dieser Feststellung trifft er den Nagel auf den Kopf.

Nur bei Neugeborenen und vor allem Ungeborenen gelten strengere Richtlinien.

Einige Nahrungsmittel und Naturheilmittel sind für Schwangere tabu und dazu zählt eben auch Borax. Manche Gewürze oder Kräuter können wehenfördernd sein oder sich anderweitig negativ auf den Verlauf der Schwangerschaft auswirken, wobei es hier in besonderem Maß auf die Menge ankommt. Auch Rohmilchprodukte, rohes Fleisch oder rohen Fisch sollten Schwangere meiden. Trotzdem sind diese Produkte nicht verboten. Man überlässt es – zu Recht – dem gesunden Menschenverstand.

Unsere giftigen Lebensgrundlagen

Manches, das niemand für giftig oder gefährlich halten würde, ist das in Wirklichkeit sehr wohl.

Sauerstoff zum Beispiel. Wir brauchen ihn sehr dringend zum Leben, aber Sauerstoff ist eine ziemlich gefährliche Angelegenheit. Nicht nur weil er sehr feuergefährlich ist. Er ist auch ein notorischer Elektronendieb und produziert so genannte freie Radikale. Das sind Moleküle mit einem ungepaarten Elektron (die Chemiker nennen diese Elektronen tatsächlich „einsam"). Elektronen sind sehr gesellig und treten in der Natur immer paarweise auf. Einsame Elektronen, wie sie in freien Radikalen vorkommen, entreißen anderen Molekülen Elektronen und starten damit eine gefährliche Kettenreaktion. Wenn das nächste Glied in dieser Kette etwas Wichtiges ist, kann der angerichtete Schaden unermesslich groß sein. Trotzdem wird nicht empfohlen, sich von Sauerstoff im Allgemeinen fernzuhalten.

Oder Weizenmehl. Vor allem in Kombination mit Sauerstoff kann es zu gefährlichen Explosionen kommen. Das ist kein Scherz. Bei einer Staubexplosion reagieren die in der Luft fein verteilten Partikel, sofern sie brennbar sind, spontan mit dem Luftsauerstoff zu einer Explosion. Müller kennen dieses Phänomen. Auch Weizenmehl ist nicht verboten.

Und manches hält man für giftig, dabei ist es sehr nützlich und wichtig.

Stickstoffmonoxid (NO) zum Beispiel. Man kannte es nur als unbeliebtes, giftiges Stickoxid, das bei Verbrennungen, zum Beispiel in Autoabgasen, freigesetzt wird. Dann staunte die Wissenschaft nicht schlecht, als sich herausstellte, dass NO ein wichtiger Botenstoff im Körper ist, auf dessen Signal hin sich die glatte Muskulatur entspannt. Glatte Muskulatur umgibt unter anderem unsere Blutgefäße und so sorgt NO dafür, dass unser Blut ungehindert fließen kann, wohin auch immer es möchte – ein von uns durchaus erwünschter Effekt.

Beispiel von Überregulierung im Interesse der Konzerne: Brennnesselverbot in Frankreich

In Frankreich ist seit 2002 die Nutzung von Brennnesseljauche als Naturdünger verboten. Die Begründung: Die Auswirkung der Brennnesseljauche auf die Gewässer ist nicht hinreichend untersucht. Die Brennnessel ist eine uralte Heilpflanze mit unzähligen gesundheitsfördernden Wirkungen: proteinreich, vitaminreich, reich an Mineralien – und seit Jahrtausenden findet sie Anwendung. Es ist also ein gutes Beispiel dafür, wie sehr finanzielle Interessen von großen Konzernen in unsere Freiheit eingreifen, wenn sie es denn schaffen. Brennnesseln wachsen überall. Brennnesseljauche ist einfach herzustellen und beinahe universell verfügbar. Wenn sie dann auch noch wirkt, ist das nicht gut für Pharmakonzerne, denn Brennnesseln lassen sich nicht patentieren. Und Pharmakonzerne leben von ihren Patenten und davon, dass sie die finanzielle Kontrolle über die unter ihren Patenten hergestellten Produkte ausüben.

Der naive Rex Newnham

Ähnliches scheint auch dem australischen Forscher Rex Newnham im Zusammenhang mit Borax widerfahren zu sein. Er litt in den 1960er Jahren unter starker Arthrose. Newnham war als Botaniker an der Universität von Perth beschäftigt. Ihm war bekannt, dass die Pflanzen dort unter starken Defiziten des Mineralstoffhaushaltes litten. Er wusste, dass Bor gut für den pflanzlichen Calciumstoffwechsel ist, und das brachte ihn auf die Idee, dass Bor auch ihm selbst gegen seine

Beschwerden helfen könnte. So beschloss er, gegen seine eigenen Arthrosebeschwerden im Selbstversuch täglich 30 Milligramm Borax einzunehmen. Innerhalb von drei Wochen war er beschwerdefrei: Gelenksteifheit, Schwellungen und Schmerzen waren verschwunden.

Am Ende seiner Erfolgsgeschichte wollte er eine Pharmafirma damit beauftragen, Borax-Tabletten als Nahrungsergänzungsmittel herzustellen. Diese signalisierte ihm daraufhin, dass kein Interesse bestünde, weil sein Mittel teurere Präparate vom Markt verdrängen könnte. Wenige Jahre später setzten Pharmavertreter im australischen Gesundheitsausschuss durch, dass Bor und Borverbindungen als giftig eingestuft wurden. Und das komplett unabhängig von ihrer Konzentration.

Wem nutzt das Verbot von Borax?

Nur die Abgabe von mineralischem Borax an Privatkunden ist verboten. Für gewerbliche Zwecke kann Borax weiterhin mit dem entsprechenden Nachweis erworben werden. Warum ist Borax für Gewerbetreibende nicht giftig? Sie kommen damit doch weit häufiger in Kontakt als Otto Normalverbraucher?

Und wenn Borverbindungen so bedenklich sind, warum sind dann weiterhin borhaltige Nahrungsergänzungsmittel erhältlich?

Da liegt doch der Verdacht nahe, dass die Hersteller der Präparate einfach die Kontrolle über die

Preisgestaltung in der Hand behalten möchten, um möglichst viel Gewinn zu machen. Immerhin kostet Bor in der Drogerie als Bestandteil eines offiziellen Nahrungsergänzungsmittels dreimal so viel wie im Baumarkt im Sack.

Wenn Borax tatsächlich einen Großteil der Arthrosemedikamente ersetzen könnte und der Umsatz auch bei Medikamenten gegen andere Krankheiten zurückginge, weil der Nutzen von Bor eben so vielseitig ist, ja – wem nützt dann das Verbot?

„Now, both researchers and the pharmaceutical industry are showing an increasing interest in boron as an alternative to carbon in drug design." - Die Forschung und die Pharmaindustrie zeigen also bei der Entwicklung neuer Wirkstoffe ein wachsendes Interesse an Bor als Alternative zu Kohlenstoff, schreibt Philip Hunter im Jahr 2009 im EMBO reports, einem anerkannten wissenschaftlichen Magazin.

Fast zeitgleich wird Borax verboten. Ein Zufall?

Die Pharmaindustrie lebt davon, patentierte Rezepturen exklusiv zu vertreiben und damit hohe Gewinne zu erzielen. Was sich nicht patentieren lässt oder für zehn Euro pro Kilogramm im Baumarkt steht, ist uninteressant. Und es ist definitiv beruhigend, wenn man diese Konkurrenz nicht fürchten muss.

Die Borax-Gegner setzen, um die Giftigkeit von Borax zu beweisen, sehr hohe Dosen ein, halten aber die Einnahme über Lebensmittel und Trinkwasser für unbedenklich.

Soforttheilung durch Borax

Die Borax-Befürworter führen Studien durch, in denen sie den Probanden Mengen verabreichen, die genau dazwischen liegen. Deutlich über der generellen täglichen Aufnahme von ein bis zwei Milligramm und deutlich unter den Unmengen, die in den Toxizitätstests eingesetzt werden. Und die Ergebnisse dieser Studien legen nahe, dass die Einnahme von Borax sich sehr günstig auf viele gesundheitliche Aspekte auswirkt.

Die Borax-Gegner decken mit ihren Argumenten und Beweisen die entgegengesetzten Enden der Skala ab. Der Bereich, in dem Borax seine positiven Effekte entwickelt, scheint sich genau dazwischen zu befinden.

Fassen wir es kurz zusammen:

Borax ist nicht komplett unbedenklich. Wenn man es löffelweise verzehrt, können, genau wie bei Kochsalz, Vergiftungserscheinungen auftreten. Aber mit etwas gesundem Menschenverstand lässt sich diese Klippe leicht umschiffen. Und auf korrekte Weise eingenommen, kann Borax im Körper positive Auswirkungen haben.

4

Die Wirkung von Borax im Körper

Wahrscheinlich haben Sie sich diesen Ratgeber vor allem deswegen gekauft, weil Sie mehr darüber erfahren wollen, was Borax Gutes für Ihren Körper tun kann und wie es in Ihrem Körper wirkt.

Wenn wir darüber nachdenken, wie Borax in unserem Körper wirkt, meinen wir eigentlich Bor im Allgemeinen. Borax wird im Körper rasch zu Borsäure umgesetzt. Beide Verbindungen sind sich sehr ähnlich und der Wirkmechanismus, den man hinter den positiven Eigenschaften von Bor vermutet, ist in beiden Fällen der gleiche. Es ist für Ihre Gesundheit ziemlich egal, in welcher Form Sie Bor zu sich nehmen, ob Borax, Borsäure (wie das in vielen wissenschaftlichen Studien der Fall ist) oder Calciumfructoborat, eine natürliche, organische Borverbindung, die wir mit der täglichen Nahrung aufnehmen.

Bor reichert sich im Körper nur da an, wo es gebraucht wird: in Knochen, Zähnen und im Gehirn. Wenn wir mehr als benötigt zu uns nehmen, scheiden wir es über die Nieren einfach wieder aus.

Ob Bor tatsächlich ein essentielles Spurenelement ist, darüber ist sich die Wissenschaft bisher nicht einig. Es wird aber eifrig geforscht. In der Vergangenheit forschte man in erster Linie über die toxischen Wirkungen von Bor. In den letzten Jahren hat sich der Trend gewendet und es erscheinen mehr Publikationen über die positiven Wirkungen als über die negativen (die man erzielt hat, indem man den Versuchstieren Überdosen verabreicht hat). Und es zeichnen sich viele positive Wirkungen von Borax auf unsere Gesundheit ab. Welche das genau sind, erfahren Sie in diesem Kapitel.

Bor ist an der Regulation des Vitamin-D-Stoffwechsels beteiligt. Vitamin-D-Mangel führt zu Rachitis, einer gestörten Mineralisierung noch wachsender Knochen bei Kindern, oder Osteomalazie, einer Knochenerweichung im Erwachsenenalter. Bor sorgt also für stabile Knochen. Vitamin D hat aber noch viel mehr Wirkungen in unserem Körper, die gerade eben erst entdeckt beziehungsweise erforscht werden. Und alles, wofür Vitamin D verantwortlich ist, läuft ein bisschen besser, wenn auch genügend Bor vorhanden ist.

Bor greift auch in die Biosynthese verschiedener Steroidhormone ein. Dazu gehören auch die Sexualhormone. Dadurch hat es Einfluss auf die Fruchtbarkeit, Fortpflanzung und unser Wohlbefinden. Ein niedriger Spiegel an Sexualhormonen lässt uns im wahrsten Sinn alt aussehen. Mit ausreichend Bor steigt der Hormonspiegel und wir fühlen uns jung und fit.

Bor beeinflusst auch unser Gehirn. Unsere kognitiven Fähigkeiten, unser Erinnerungsvermögen, die Koordination von Bewegungen leiden bei Bormangel.

Aber das ist noch nicht alles: Bor wirkt entzündungshemmend und wirkt dabei ähnlich wie nichtsteroidale
Antirheumatika. Das sind Schmerzmittel wie Acetyl-
salicylsäure oder Ibuprofen. Es gibt auch zahlreiche
Hinweise, dass Bor Schutz vor Krebs bietet. Im Tierversuch zeigt Borax außerdem einen Einfluss auf die
Gewichtskontrolle und Entgiftungsreaktionen.

Wie wirkt Bor im Körper?

Bor liegt in Körperflüssigkeiten und Geweben hauptsächlich als Borsäure vor. Säuren kennen Sie vielleicht
noch aus dem Chemieunterricht. Säuren geben Protonen ab und das macht die Umgebung sauer. Borsäure
ist eine etwas andere Säure. Sie wirkt dadurch, dass
sie dem Wasser ein OH^--Ion wegnimmt. Ein OH^--Ion
ist ein Hydroxidion, das aus einem Wasserstoff- und
einem Sauerstoffatom mit negativer Ladung besteht.
Dann bleibt ein Proton übrig und das ist auch sauer.
Die Borsäure hat dabei ein OH^--Ion aufgenommen.
Und das ist an allen weiteren Reaktionen beteiligt.

Borsäure ist eigentlich ein ebenes, zweidimensionales
Molekül. Mit dem Hydroxydion zusammen entsteht ein
pyramidenförmiger Komplex. Dieser Komplex wirkt
eigentlich immer und überall, indem er Komplexe mit
anderen Molekülen bildet. Auf diesem chemischen Pro-
zess beruhen alle Wirkungen, die Bor verursacht.

Borsäure reagiert nicht nur mit Wasser, sondern auch
mit organischen Verbindungen. Im Stoffwechsel können das verschiedene Zucker, Proteine, Vitamine oder
Nukleinsäuren sein.

Wechselwirkungen mit Zucker

Zucker besitzt unheimlich viele OH-Gruppen und ist im Stoffwechsel an sehr vielen Vorgängen beteiligt. Zucker ist also ein Angriffsziel von Borsäure. Das Rückgrat der DNA, der Erbsubstanz in unseren Zellen, besteht ebenfalls aus Zucker.

Manchmal ist Zucker an Proteine gebunden. Das sind dann Glykoproteine. Proteine bewerkstelligen eigentlich alles, was im Körper passiert. Unsere Muskeln, unser Bindegewebe, Enzyme, alles besteht aus Proteinen. Und die meisten Proteine sind Glykoproteine, bilden einen Angriffspunkt für Borsäure und können durch Bor in ihrer Aktivität verändert werden.

Wechselwirkungen mit Proteinen

Und was Proteine betrifft, ist das nicht die einzige Angriffsstelle. Auch manche Aminosäuren, die Bausteine der Proteine, enthalten OH-Gruppen, die sie oft einfach so „hängen lassen". Eigentlich nicht „einfach so", denn diese OH-Gruppen befinden sich oft im aktiven Zentrum von Enzymen. Das ist die Stelle im Molekül, an der die Katalyse stattfindet. Daran sind oft OH-haltige Aminosäuren, zum Beispiel Serin, beteiligt. Auch sie bilden eine Angriffsstelle für Borsäure.

Bor kann die Aktivität von Serinproteasen hemmen, indem es Komplexe mit ihnen bildet. Serinproteasen sind proteinabbauende Enzyme. In ihrem aktiven Zentrum befindet sich die Aminosäure Serin, die eine Hydroxylgruppe trägt, die an der katalytischen Reaktion beteiligt ist. Dieser Aminosäurerest kann mit Borsäure einen Komplex bilden und das Enzym wird dadurch in seiner Aktivität blockiert.

Serinproteasen sind unter anderem Verdauungsenzyme, an der Blutgerinnung beteiligt, Bestandteil des Immunsystems und somit an wirklich vielen Stoffwechselvorgängen beteiligt. Sie alle können durch Borsäurekomplexe gehemmt oder verlangsamt werden.

Es klingt erst mal nicht gut, dass Proteine in ihrer Wirkung gehemmt werden. Allerdings hemmen Borsäurekomplexe oft Enzyme, die Verbindungen abbauen, deren Wirkung wir gerne noch ein bisschen länger genießen würden. Wenn man hier die Bremse zieht, indem man zum Beispiel den Abbau von Vitamin D verzögert, hat man mehr von diesem nützlichen Stoff und das ist der Vorteil, den wir suchen.

Wechselwirkungen mit Vitaminen

Viele Enzyme benötigen so genannte Kofaktoren, ohne die sie nicht aktiv werden können. Die Kofaktoren der Enzyme sind oft Mineralstoffe oder Vitamine. Riboflavin und Pyridoxin sind solche Vitamine. Sie besitzen benachbarte OH-Gruppen und sind damit ein potentieller Angriffspunkt für Borsäure.

Riboflavin ist auch als Vitamin B_2 bekannt. Es nimmt eine zentrale Rolle im Stoffwechsel ein, vor allem für den Energiestoffwechsel ist es enorm wichtig.

Pyridoxin oder Vitamin B_6 ist am Stoffwechsel der Aminosäuren beteiligt. Und da in unserem Körper fast alle funktionellen Strukturen aus Proteinen bestehen, ist es ebenfalls sehr wichtig. Wenn es fehlt, beeinträchtigt das die Synthese von Aminosäuren, die wir für den Aufbau von Zellstrukturen brauchen.

Deswegen werden diese beiden Vitamine auch Wachstumsvitamine genannt. Sie sind in jedem Lebensalter wichtig, versorgen uns mit Energie und Bausteinen für den Stoffwechsel. Klar, dass ein Mangel sich vor allem in einem wachsenden Organismus deutlich bemerkbar macht.

Durch die Bildung von Komplexen mit Borsäure könnte man womöglich einen Mangel an Riboflavin und Pyridoxin herbeirufen und tatsächlich ist Kleinwüchsigkeit von Embryonen ein Punkt, den man Bor vorwirft und worauf seine Toxizität beruhen soll. Es könnte daran liegen, dass Borsäure die Wachstumsvitamine aus dem Verkehr zieht.

Weitere Wechselwirkungen

Ein weiterer Ansatzpunkt von Borsäure sind Moleküle, die Adenosin und ähnliche Komponenten enthalten, denn Adenosin enthält einen Zucker. Adenosin ist ein wichtiges Molekül. Es ist Bestandteil von DNA und ATP. ATP ist die energiereiche Verbindung, mit der in unserem Stoffwechsel alle Reaktionen angetrieben werden, die Energie benötigen und nicht spontan ablaufen können.

Eine mit Adenosin verwandte Verbindung ist S-Adenosylmethionin (SAM). SAM ist ein Coenzym von einer Klasse von Enzymen, den Methyltransferasen, die Methylgruppen übertragen. Die Methylgruppe in dieser Reaktion stammt von SAM. Es ist an verschiedenen Stoffwechselvorgängen beteiligt und wird unter anderem als Arzneimittel oder Nahrungsergänzungsmittel gegen Arthrose, Depressionen oder Lebererkrankungen eingesetzt.

SAM entsteht aus der schwefelhaltigen Aminosäure Methionin und ATP. Erst durch die Verbindung mit ATP wird es dem Methionin möglich, die Methylgruppe an andere Verbindungen abzugeben.

SAM überträgt seine Methylgruppen auf alle möglichen Moleküle wie DNA, Proteine, Phospholipide, Neurotransmitter oder Hormone. Es ist an der Synthese von Adrenalin oder Histamin beteiligt. SAM überträgt Methylgruppen auch auf DNA und spielt dadurch eine wichtige Rolle in der Regulation der Genaktivität.

Auch SAM ist mit seinen OH-Gruppen ein potentielles Ziel für die Bildung von Komplexen mit Borsäure. Das kann gut oder schlecht sein.

NAD^+ ist ein unheimlich wichtiges Coenzym, das eine zentrale Rolle in der Zellatmung und vielen anderen wichtigen Stoffwechselprozessen spielt.

Auch an NAD^+ kann Bor sich fest binden und das NAD^+ damit aus dem Verkehr ziehen. Indirekt ist davon auch der Calciumstoffwechsel betroffen, denn NAD steht am Anfang einer Signalkaskade, die mit der Freisetzung von Calcium endet. Ca-Ionen wiederum sind wichtige Signalgeber für eine Vielzahl von weiteren Stoffwechselprozessen.

Halten wir fest: Borsäure wirkt im Körper immer auf dieselbe Art und Weise. Sie bildet Komplexe mit Molekülen, die benachbarte OH-Gruppen enthalten. Eine Reihe von stoffwechselaktiven Molekülen wird dadurch zum Angriffspunkt für eine Reaktion mit Bor. Das kann gut oder schlecht sein, je nachdem, ob man das Molekül aus dem Verkehr ziehen möchte oder nicht.

Bor kann vor Krebs schützen

In Gegenden mit einem hohen Borgehalt im Boden und Grundwasser nehmen die Menschen automatisch viel Bor zu sich. Es hat sich herausgestellt, dass bei einer Ernährung, die reich an Bor ist, die Anzahl der Erkrankungen an bestimmten Krebsarten, wie Prostatakrebs, Brustkrebs, Gebärmutterhalskrebs und Lungenkrebs, deutlich niedriger ist als in Regionen mit schlechterer Borversorgung. Da liegt der Verdacht nahe, dass Bor da seine Finger bzw. Komplexe im Spiel hat.

Borverbindungen beeinflussen den Stoffwechsel und die Reproduktion von Krebszellen auf verschiedene Weise. Sie hemmen wichtige Moleküle in ihrer Aktivität, blockieren bestimmte Rezeptoren und unterbrechen damit die Signalweiterleitung. Das kann bis zur Apoptose, dem programmierten Selbstmord der Zellen, führen. Das hindert den Tumor am Wachstum.

Die Wirkung von Borax im Körper

Es ist mittlerweile weitgehend anerkannt, dass Bor einen günstigen Einfluss auf das individuelle Krebsrisiko haben kann. In den vergangenen Jahren wurden zunehmend natürliche und synthetische borhaltige Verbindungen als Anti-Krebsmittel eingesetzt, vor allem bei inoperablen oder besonders bösartigen Fällen.

Prostatakrebs

Eine epidemiologische Studie von über 8700 gesunden Männern und 95 Patienten mit Prostatakarzinom erfasste den Zusammenhang zwischen der diätetischen Aufnahme von Bor und dem Risiko, an einem Prostatakarzinom zu erkranken.

In epidemiologischen Studien wird der Zusammenhang zwischen der Exposition gegenüber einem bestimmten Faktor und dem Auftreten einer bestimmten Krankheit untersucht. Solche Studien sind in der Regel reine Beobachtungsstudien.

Die Beobachtungen ergaben: Die Männer mit der höchsten täglichen Boraufnahme hatten gegenüber denjenigen mit der niedrigsten Boraufnahme ein um 64 % verringertes Risiko, an einem Prostatakarzinom zu erkranken. Außerdem erkrankten die Männer umso seltener an einem Prostatakarzinom, je höher der Borgehalt im Grundwasser war.

Um Prostatakrebs zu diagnostizieren und den Verlauf der Therapie zu beurteilen, wird die Menge an prostataspezifischem Antigen (PSA) herangezogen. PSA ist ein Protein, das von allen Männern und ausschließlich in der Prostata gebildet wird. Es dient als Tumormarker und als Maßstab für die Aktivität von Prostatagewebe. Bei Prostatakrebs findet man erhöhte Konzentrationen davon im Blut. Alle Prostatazellen bilden PSA. Krebszellen bilden aber bis zu 10-mal mehr PSA als normale, gesunde Zellen. Deshalb eignet sich PSA gut als Tumormarker.

Durch die Gabe von Borsäure konnten in Mäusen die PSA-Aktivität um fast 90 % reduziert und die Tumorgröße verringert werden.

PSA dient aber nicht nur als Tumormarker, sondern spielt auch eine wichtige Rolle beim Wachstum der Tumore. Diese Wirkung wird über Wachstumsfaktoren vermittelt. Dem insulinähnlichen Wachstumsfaktor IGF-1 wird eine wichtige Rolle beim Wachstum der Krebszellen zugeschrieben. Er liegt normalerweise an ein Protein gebunden vor und ist inaktiv. PSA veranlasst den Abbau dieses Proteins und aktiviert dadurch den Wachstumsfaktor. Daraufhin steigt die Konzentration des Wachstumsfaktors im Zellinneren. Das wiederum aktiviert einen Signalweg, der letztendlich das Wachstum der Krebszellen fördert und die Apoptose, den programmierten Zelltod beschädigter, kranker Zellen, hemmt.

Gebärmutterhalskrebs

Auch die Häufigkeit von Gebärmutterhalskrebs hängt von der Versorgung mit Bor ab und bei optimaler

Versorgung mit Bor ist diese Krebsart seltener. Je besser die Versorgung mit Bor, desto seltener der Krebs.

Gebärmutterhalskrebs ist weltweit die zweithäufigste Krebserkrankung bei Frauen. Nur in der Türkei liegt die Rate deutlich niedriger als in Europa und Nordamerika. Dafür kommen alle möglichen Ursachen in Frage, aber es könnte auch daran liegen, dass in der Türkei die Böden besonders reich an Bor sind.

Gebärmutterhalskrebs wird von HP-Viren ausgelöst und Bor kann deren Vermehrungszyklus hemmen. Bestimmte Proteine dieser Viren verhindern die Apoptose und fördern damit ungehemmte Zellteilung und Tumorwachstum. Hemmstoffe für Serinproteasen hemmen auch die Aktivität dieser Proteine. Die Aktivität dieser Proteine scheint also von Serinproteasen abhängig zu sein.

Bor liegt im menschlichen Körper in erster Linie als Borsäure vor und das ist ein Hemmstoff für Serinproteasen.

Lungenkrebs

In den Wechseljahren erhalten Frauen oft eine Hormonersatztherapie (HRT) gegen die Beschwerden, die mit dem sinkenden Östrogenspiegel einhergehen. Es ist bekannt, dass eine solche Hormonersatztherapie auch einen gewissen Schutz vor Lungenkrebs bietet. Bor könnte hier ganz ähnliche Effekte ausüben.

Eine mehrjährige Studie untersuchte die vereinten Auswirkungen von Boraufnahme und

Hormonersatztherapie auf das Risiko, an Lungenkrebs zu erkranken. Es stellte sich heraus, dass die Boraufnahme umgekehrt mit der Häufigkeit der Krebserkrankungen korrelierte. Je mehr Bor die Frauen mit der täglichen Nahrung aufnahmen, desto seltener erkrankten sie an Lungenkrebs. Bei geringer Boraufnahme und ohne HRT war das Risiko für Lungenkrebs deutlich erhöht.

Alle Frauen mit niedriger Boraufnahme erkrankten häufiger als bei ausreichender Versorgung. Und je niedriger die Boraufnahme, desto höher war die Lungenkrebsrate. Im Vergleich dazu erkrankten die Frauen mit ausreichender Borversorgung und HRT nur halb so oft an Lungenkrebs. Einen Grund dafür vermuten die Forscher im besseren Östrogenstatus dieser Frauen.

Bor und Chemotherapie

Neben Bestrahlungen werden Krebserkrankungen standardmäßig auch mit Chemotherapie behandelt. Chemotherapeutika sind Zytotoxine, Zellgifte, die nicht nur kranke, sondern alle Zellen angreifen. Sie wirken umso stärker, je schneller sich eine Zelle teilt. Krebszellen teilen sich besonders schnell und man hofft bei der Krebsbehandlung einfach, dass die kranken Zellen schneller von den Zytotoxinen erwischt werden als die gesunden. Keine schöne Vorstellung.

Als Nebenwirkungen einer Chemotherapie werden auch andere sich schnell teilende Gewebe im Körper angegriffen. Dazu gehört das Knochenmark und es werden weniger Blutzellen gebildet, was unter anderem dazu führt, dass die Immunabwehr nicht mehr so gut funktioniert.

Eine In-vitro-Studie zeigte nun, dass Borsäure die Zytotoxizität bestimmter Medikamente, die in der Chemotherapie eingesetzt werden, speziell in den Zellen des Immunsystems reduzieren konnte. Dadurch war die schädliche Wirkung speziell auf die Zellen des Immunsystems reduziert.

Bor im Knochen schützt also den Körper vor den Nebenwirkungen einer Chemotherapie und erlaubt dem gesunden Teil des Körpers, seinen Vorsprung im Rennen um das Leben auszubauen.

Bor unterstützt die Nebenschilddrüsen

Die Nebenschilddrüsen sind kleine, etwa linsengroße, endokrine Drüsen, die unmittelbar hinter der Schilddrüse im Halsbereich liegen. Sie produzieren das Parathormon, das die Calciumkonzentration im Blutplasma reguliert, damit für alle Gewebe immer genug, aber nicht zu viel Calcium zur Verfügung steht.

Calcium ist eine verzwickte Sache. In den Knochen und Zähnen kommt es reichlich vor und dient als Baumaterial. Es ist entscheidend an der Erregung von Muskeln und Nerven, sowie an der Aktivierung einiger Enzyme und Hormone beteiligt. Calcium ist ein wichtiger Signalstoff, dessen Konzentration im ganzen Körper streng kontrolliert werden muss, damit der Stoffwechsel nicht entgleist.

Sinkt die Calciumkonzentration im Blut unter einen bestimmten Wert, wird vermehrt Parathormon freigesetzt. Das Parathormon erhöht die Menge der aktiven Osteoklasten und führt dadurch zu einer vermehrten Freisetzung von Calcium aus den Knochen.

Und noch eine Funktion hat das Parathormon: Es steigert die Produktion von Calcitriol, aktivem Vitamin D, in der Niere. Dadurch steigert PTH indirekt die Calciumresorption aus dem Darm, denn dafür sorgt Vitamin D. Damit ist genug Calcium verfügbar und kein Gewebe muss Hunger leiden.

Was passiert, wenn zu viel Parathormon aktiv wird? Dann wird vermehrt Calcium aus den Knochen freigesetzt und Knochensubstanz abgebaut. Die Calciumausscheidung steigt, was Nierensteine und Verkalkungen der Blutgefäße nach sich ziehen kann. Ein solcher Hyperparathyreoidismus hat verschiedene Ursachen. Er kann unter anderem durch Bormangel ausgelöst werden.

Eine ausreichende Versorgung mit Bor bremst die Nebenschilddrüsen und die unverhältnismäßige Aktivität des Parathormons. Sie schützt dadurch die Knochen vor Erweichung und verschiedene andere Gewebe vor Verkalkung, denn überschüssiges Calcium wird nicht immer mit dem Urin abgegeben. Manchmal landet es auch als Ablagerung im Gewebe.

Bor unterstützt die Aufnahme von Vitamin D

Vitamin D ist nicht wirklich ein Vitamin im eigentlichen Sinn, denn wir können es, zumindest unter günstigen geographischen und jahreszeitlichen Bedingungen, aus Cholesterin und Sonnenlicht selbst herstellen.

Vitamin D spielt eine wichtige Rolle beim Knochenaufbau und der Regulierung des Calciumspiegels im Blut. Bei Vitamin-D-Mangel ist die Mineralisierung der Knochen gestört, was bei Kindern Rachitis, bei Erwachsenen Osteomalazie verursacht.

Vitamin D startet seinen Weg in unserem Körper als Vitamin D_3 oder Cholecalciferol, eine inaktive Vorstufe, die wir entweder mit Hilfe von Sonnenlicht selbst herstellen oder mit der Nahrung aufnehmen. Bevor es aktiv werden kann, muss es noch zweimal bearbeitet werden, indem eine so genannte Hydroxylgruppe eingefügt wird.

Es gibt noch eine Speicherform von Vitamin D, Calcidiol, die Zwischenstufe zwischen der aktiven und der Speicherform von Vitamin D. Sie wurde nur einmal „bearbeitet" und trägt nur eine Hydroxylgruppe. Bei Bedarf wird Calcidiol zu aktivem Vitamin D_3, Calcitriol, umgesetzt. Wenn es nicht gebraucht wird, wird es abgebaut. Der Abbau wird durch eine Reaktion eingeleitet, die der Aktivierung sehr ähnlich ist. Es wird auch eine Hydroxylgruppe eingeführt, nur an einer anderen Stelle des Moleküls.

Das Enzym, das diese Reaktion katalysiert, heißt 24-Hydroxylase. Die Aktivität dieses Enzyms ist durch verschiedene Faktoren sehr fein reguliert. Eine hohe Konzentration an Calcitriol signalisiert eine ausreichende Vitamin-D-Versorgung. Calcitriol aktiviert die 24-Hydroxylase und startet damit seinen eigenen Abbau.

Und jetzt kommt das Bor ins Spiel. Mehrere Studien zeigten, dass eine ausreichende Borversorgung mit der Nahrung den Vitamin-D-Spiegel im Blut deutlich erhöhen kann. Bor verlängert die Halbwertszeit von Vitamin D und erhöht seine Bioverfügbarkeit, vermutlich indem es die Aktivität des abbauenden Enzyms, der 24-Hydroxylase, hemmt.

Bor ist uns ja schon dafür bekannt, dass es benachbarte OH-Gruppen in Molekülen angreift. Genau eine solche enthält das Produkt der 24-Hydroxylase. Es könnte sein, dass Bor den weiteren Abbau von Vitamin D hemmt, indem es das Enzym durch die Anhäufung nicht weiter verstoffwechselbarer Endprodukte blockiert. Bor kann also die verfügbare Menge an Vitamin D erhöhen, indem es den Abbau verhindert.

Warum Bor statt Tabletten?

Warum soll man den Vitamin-D-Spiegel über die Versorgung von Bor regeln, wenn man einfach Tabletten schlucken kann und die Sache ist erledigt?

Weil wir nicht alle gleich sind und manche Individuen nicht auf eine Supplementierung der Nahrung mit Vitamin D ansprechen. Aber das könnte sich ändern, wenn genügend Bor da ist. Denn Bor scheint die Aktivität von wichtigen Genen beeinflussen zu können, indem es sie weckt oder schlafen schickt.

Den Verdacht legten diese Experimente nahe: Forscher supplementierten die Nahrung von knapp 500 postmenopausalen Frauen mit Vitamin D und bestimmten anschließend die Veränderung des Vitamin-D-Spiegels im Blut. Sie stellten fest, dass manche Frauen gut auf die Vitamingabe reagierten und ihr Spiegel stieg, bei anderen war der Effekt weniger stark ausgeprägt.

Sie fassten nun die Teilnehmerinnen mit der größten Veränderung des Plasmaspiegels in einer Gruppe zusammen, die mit der geringsten Veränderung in einer anderen.

Und dann untersuchten sie den Grad der DNA-Methylierung in beiden Gruppen.

Um es genau zu sagen, untersuchten die Forscher den Methylierungsgrad der Promotoren der Gene der 25-Hydroxylase, des wichtigsten Enzyms der Vitamin-D-Synthese, und der 24-Hydroxylase, des wichtigsten Enzyms des Vitamin-D-Abbaus. Der Promotor ist der Teil eines Gens, der entscheidet, ob ein Gen abgelesen wird oder nicht.

DNA kann durch die Übertragung von Methylgruppen markiert werden und so für bestimmte Prozesse leichter oder schwerer zugänglich sein. Solche Methylierungen finden sich oft in den regulatorischen Bereichen der Gene, den Promotoren. Ist der Promotor methyliert, so ist das zugehörige Gen meist inaktiv. Es besteht ein qualitativer Zusammenhang zwischen dem Methylierungsgrad und der Genaktivität. Durch Methylierung werden Gene inaktiviert. Je höher der

Methylierungsgrad, desto weniger Proteine sind zu erwarten.

Zurück zu den Experimenten: Die Frauen, die auf die Vitamin-D-Supplementierung ansprachen, hatten deutlich weniger methylierte Promotoren als solche, bei denen die Supplementation keinen Effekt zeigte. Mit der geringeren Methylierung konnten sie deutlich mehr 25-Hydroxylase bilden und deutlich mehr Vitamin D_3 aktivieren.

Auch der Promotor des Gens für die 24-Hydroxylase war bei ihnen geringer methyliert. Das führt auch zu einer höheren Abbaurate von Vitamin D. Dieses Ergebnis passt nicht ganz ins Bild, spiegelt aber eventuell das Gleichgewicht zwischen Auf- und Abbau, in jedem Fall einen aktiven Stoffwechsel wider, der bei den nicht empfänglichen Teilnehmerinnen fehlte.

Analoge Experimente unter Berücksichtigung der Borversorgung wurden leider nicht durchgeführt. Aber: Die Enzyme, die die DNA methylieren, benötigen SAM, S-Adenosylmethionin, als Kofaktor. Und SAM enthält benachbarte Hydroxylgruppen, die der Angriffsort von Borsäure sind. Bor könnte SAM inaktivieren und damit für einen geringeren Methylierungsgrad der Promotoren und eine höhere Genaktivität sorgen.

Multitalent Vitamin D

Vitamin D ist das Vitamin der Knochenmineralisierung, das Rachitis und Knochenerweichung vorbeugt.

Es zeichnet sich aber heute ab, dass Vitamin D viel wichtiger ist als bisher angenommen, dass es neben den bekannten Funktionen noch viele weitere Funktionen hat. Dann sind die Mengen, die man bisher als ausreichend betrachtet hat, natürlich viel zu gering, und eine Unterversorgung mit diesem wichtigen Vitamin wird wahrscheinlicher. Sprich: Wir leiden wohl viel öfter unter Vitamin-D-Mangel als bisher gedacht. Deswegen kann die Hemmung des Abbaus, die die Verfügbarkeit erhöht, so viele positive Effekte zeigen.

Vitamin D verfügt wie Bor über einen grundlegenden Wirkmechanismus, mit dem sich seine vielfältigen biologischen Wirkungen meist erklären lassen: Vitamin D bindet sich in der Zelle an ein Protein, mit dessen Hilfe es in den Zellkern gelangt, wo es die Aktivität verschiedener Gene beeinflusst. Es entscheidet damit, ob viel oder wenig Protein gebildet wird, und kann dadurch auf viele Prozesse Einfluss nehmen.

Bor fördert die Knochengesundheit

Calcium ist eines der häufigsten Elemente in unserem Körper. Etwa 1 Kilogramm Calciumsalze tragen wir mit uns herum. Der Großteil davon trägt sich selbst, denn 99 % des Calciums ist in Form von Calciumphosphatverbindungen in Knochen und Zähnen gebunden. Das restliche Calcium befindet sich überwiegend in der extrazellulären Flüssigkeit, etwa zur Hälfte als freies Calcium und an Proteine oder andere Moleküle gebunden. Die intrazelluläre Konzentration von Calcium ist sehr viel geringer, denn Calcium erfüllt viele regulatorische Funktionen im Körper, so dass seine Konzentration sehr strikt reguliert werden muss, damit der Stoffwechsel nicht außer Kontrolle gerät.

Wie wirkt Bor hier nun mit?

- Bor verbessert die Versorgung mit Vitamin D und wirkt dadurch dem Knochenabbau entgegen.

- Bor hemmt die Produktion von Parathormon in den Nebenschilddrüsen und verhindert dadurch, dass Calcium aus den Knochen gelöst wird.

Dass Bor Calcium im Körper zurückhält und damit die Stabilität der Knochen fördert, konnten Wissenschaftler 1985 in einer Studie mit postmenopausalen Frauen zeigen. Alle Teilnehmerinnen wurden auf eine Calciummangeldiät gesetzt. Eine Gruppe erhielt aber 3 Milligramm Bor pro Tag, um den Mangel auszugleichen. Durch die Gabe von Bor konnte die tägliche Calciumausscheidung und damit der Verlust des kostbaren Minerals mit dem Urin um 44 % reduziert werden.

Osteoporose ist eine Krankheit, bei der die Knochendichte durch einen verminderten Gehalt an Calciumsalzen abnimmt. Dadurch wird die Knochenstruktur destabilisiert und die Gefahr von Knochenbrüchen nimmt zu. Das Gleichgewicht von Knochenaufbau und -abbau verschiebt sich zugunsten des Abbaus.

Im Knochen gibt es verschiedene Zelltypen, Osteoblasten und Osteoklasten. Erstere bauen Knochengewebe auf, letztere schmelzen es wieder ein. Ein dritter Zelltyp, die Osteozyten, regulieren das Gleichgewicht zwischen Auf- und Abbau mithilfe von Sclerostin, einem Protein, das die Knochenbildung hemmt. Osteozyten setzen vermutlich die mechanische Belastung, der unser Skelett ausgesetzt ist, in biochemische Signale (Sclerostin) um, die den Umbau der Knochen entsprechend der Druckbelastung veranlassen.

Tritt der Knochenabbau schon vor dem Alter ein, liegt das meist an einer Überfunktion der Nebenschilddrüsen oder Vitamin-D-Mangel. Wir erinnern uns: Bor wirkt einer Überaktivität der Nebenschilddrüse entgegen und verlängert die Halbwertszeit von Vitamin D. Deshalb ist eine ausreichende Versorgung mit Borverbindungen so wichtig für unsere Knochengesundheit. Die Verteilung von Bor im Körper spiegelt diese Bedeutung deutlich wider, denn die größten Mengen an Bor findet man in Knochen, Zähnen und der Nebenschilddrüse.

Die positive Auswirkung von Bor auf die Knochengesundheit ist mittlerweile durch zahlreiche Studien belegt.

Bor kann die Knochen stärken

Unsere Knochen bestehen zwar zu zwei Dritteln aus anorganischen Mineralien, sie sind aber keine starren, leblosen Strukturen. Sie befinden sich in einem ständigen Umbauprozess, der darauf ausgerichtet ist, den hohen Belastungen, die auf sie einwirken, standzuhalten. Das ist wichtig, damit sich die Knochen optimal an die jeweilige mechanische Belastung anpassen können. An der Umorganisation des Knochengewebes sind verschiedene Zelltypen beteiligt. Osteoblasten bilden neue Knochensubstanz auf. Osteoklasten bauen Knochengewebe ab. Osteozyten sind Zellen, die darüber entscheiden, was passiert, ob Osteoblasten Knochen auf- oder Osteoklasten Knochen abbauen sollen.

Welche Entscheidung die Osteozyten treffen, hängt von vielen Faktoren ab. Vitamin D und verschiedene Hormone beeinflussen den Knochenstoffwechsel. Und Bor ist auf verschiedenen Ebenen daran beteiligt, denn Bor beeinflusst die Nebenschilddrüse, die Verfügbarkeit von Vitamin D und die Produktion von Sexualhormonen.

Die Nebenschilddrüse produziert ein Hormon, das Parathormon, das die Osteoklasten aktiviert und Calcium aus den Knochen freisetzt. Dadurch steigt der Calciumspiegel im Blut. Der Gegenspieler des Parathormons ist Calcitonin, ein Hormon aus der Schilddrüse. Es hemmt die Aktivität der Osteoklasten.

Vitamin D begünstigt die Calciumaufnahme aus dem Darm. Ein Mangel an diesem Vitamin lässt den Calciumspiegel im Blut sinken und aktiviert dadurch die Osteoklasten zum Knochenabbau, um die Calciumdefizite auszugleichen.

Auch Sexualhormone beeinflussen den Knochenstoffwechsel. Östrogene und Testosteron hemmen die Osteoklasten und halten das Calcium in den Knochen.

Frauen haben den Nachteil, dass in der Menopause die Produktion von Östrogenen nachlässt. Dadurch steigt die Gefahr, die Knochen zu entmineralisieren und als Folge an Osteoporose zu erkranken.

Bor wirkt nun auf verschiedenen Wegen auf die Knochengesundheit ein.

- Es fördert direkt die Mineralisierung der Knochen, indem es die Gene aktiviert, die für die Mineralisierung verantwortlich sind.

- Es hemmt die Freisetzung von Parathormon und reduziert dadurch die Calciumfreisetzung aus den Knochen.

- Es hemmt den Abbau von Vitamin D und sorgt dadurch dafür, dass mehr von dem Knochenvitamin zur Verfügung steht. Das beugt einem Vitamin-D-Mangel vor, der mit Knochenerweichung einhergeht.

Ein weiteres Ziel von Bor im Knochenstoffwechsel ist der Genregulator RUNX. RUNX ist essentiell für die Differenzierung von Stammzellen zu Osteoblasten und für die Expression der Gene in Osteoblasten, also auch für die Knochenbildung und den Erhalt der Knochen.

Bor hilft gegen Arthrose

Epidemiologische Studien, individuelle Fallberichte und kontrollierte Tier- und Humanstudien belegen deutlich, dass Bor ein sicheres und effektives Mittel gegen Arthrose ist.

Arthrose ist eine degenerative Gelenkerkrankung, bei der die Gelenke sich stärker abnutzen, als das dem altersgemäßen Verschleiß entspricht, und nicht zu verwechseln mit Arthritis, einer entzündlichen Gelenkerkrankung. Trotzdem können Entzündungen als Folge einer Arthrose auftreten. Man spricht dann von einer aktivierten Arthrose.

Viele Studien beschäftigen sich mit dem Zusammenhang zwischen der täglichen Aufnahme von Bor und der Häufigkeit von Arthrose. Dabei stellte sich heraus, dass bei einer täglichen Boraufnahme von nur 1 Milligramm pro Tag 20–70 % der Bevölkerung an Arthrose leiden. Bei einer täglichen Zufuhr von 3–10 Milligramm Bor sinkt die Arthroserate auf etwa 10 %.

Auf den Fidschi-Inseln leben neben der ursprünglichen Bevölkerung auch Einwanderer aus Indien. Die Inder ernähren sich hauptsächlich von Reis, der mit konventionellen Methoden und unter Verwendung von Mineraldünger angebaut wird. Ihre Arthroserate liegt bei etwa 40 %. Die Urbevölkerung der Fidschi-Inseln lebt von stärkehaltigem Wurzelgemüse aus privatem Bioanbau. Die Böden, auf denen sie Landwirtschaft betreiben, haben einen höheren Borgehat als die Böden, die zum konventionellen Reisanbau genutzt werden. Ihre Arthroserate liegt bei nur 10 %.

Die erste Humanstudie, die die Zusammenhänge zwischen Boraufnahme und Arthrosebeschwerden aufdeckte, stammt von dem bereits erwähnten R. Newnham aus Australien, der sich durch tägliche Einnahme von 30 Milligramm Borax, was gut 3 Milligramm Bor entspricht, im Selbstversuch von seinen Arthrosebeschwerden geheilt hatte.

Später reproduzierte er seine Ergebnisse in einer placebokontrollierten Doppelblind-Studie, die zeigte, dass die Einnahme von 6 Milligramm Bor (in Form von Natrium-Tetraborat) pro Tag die Schmerzsymptomatik und Beweglichkeit der Gelenke in der Medikamentengruppe gegenüber der Placebogruppe deutlich verbesserte.

Studien zeigten auch, dass bei Arthrosepatienten der Borgehalt im Oberschenkelkopf und der Synovialflüssigkeit (Gelenkschmiere) niedriger ist als bei gesunden Individuen.

Im Tierversuch an Ratten zeigte sich, dass die orale oder intraperitoneale (in den Bauchraum) Gabe von Bor die Aktivität bestimmter Serinproteasen, die an entzündlichen Prozessen beteiligt sind, reduzierte. Erinnern wir uns: Serinproteasen sind die Enzyme mit den benachbarten OH-Gruppen, die Bor gegenüber sehr anfällig sind. Bor kann die Aktivität dieser Enzyme hemmen und die Entzündung lässt nach.

Aktuellere Studien mit Calciumfructoborat, einem organischen borhaltigen Komplex, der in Obst und Trockenobst vorkommt, konnten diese Ergebnisse bestätigen.

In einer Pilotstudie wurden die Patienten je nach Schweregrad ihrer Arthrose, ob schwach oder stark, in zwei Gruppen geteilt. Die schwachen Fälle erhielten sechs, die schweren 12 Milligramm Bor pro Tag. In der schwachen Gruppe ließen die Beschwerden über einen Zeitraum von acht Wochen zu 70 % nach und 80 % der Patienten reduzierten ihre tägliche Dosis an Schmerzmitteln oder setzten sie gleich ganz ab. In der Hälfte der Fälle verbesserte sich auch die Gelenksteifheit in den ersten vier Wochen, nach acht Wochen war bei fast alle Patienten die Steifheit weg und die Beweglichkeit und Flexibilität der Gelenke deutlich erhöht.

In der Gruppe mit den schweren Arthrosefällen fiel die Reduktion der Schmerzen insgesamt etwas schwächer aus und nur 40 % reduzierten ihre Schmerzmittel in den ersten vier Wochen. In der achten Woche verzichteten 75 % der Probanden auf Schmerzmittel. Die Gelenksteifheit verschwand bei der Hälfte der schweren Fälle in den ersten vier Wochen, bei der anderen Hälfte der Teilnehmer nahm sie deutlich ab. Die Beweglichkeit und Flexibilität der Gelenke waren zum Ende der Studie bei gut 60 % der Patienten deutlich verbessert.

Weitere Studien zum Einfluss von Calciumfructoborat auf Arthrose untermauerten diese Ergebnisse und zeigten darüber hinaus, dass Bor auch die Blutsenkung verlangsamt, also Entzündungen, wie sie bei Arthrose auftreten können, entgegenwirkt.

Die Blutsenkung ist ein Verfahren zur qualitativen Diagnose von Entzündungen. Dabei zieht man die Geschwindigkeit heran, mit der rote Blutkörperchen (Erythrozyten) im Plasma absinken. Ihr spezifisches Gewicht ist nur wenig höher als das des Plasmas, was sie zu guten Schwimmern macht. Erythrozyten sind außerdem negativ geladen, deswegen stoßen sie sich ab, und sinken nur langsam.

Bei einer Entzündung lagern sich die Proteine der Immunabwehr an den Erythrozyten ab, maskieren die Ladung und ermöglichen die Bildung von größeren Aggregaten, die schneller sinken. Deswegen ist eine hohe Blutsenkungsrate ein Hinweis auf entzündliche Vorgänge.

Wir halten fest: Je besser die Versorgung mit Bor, desto seltener leiden die Menschen an Arthrose. Die Knochen und Gelenke von Arthrosepatienten haben einen geringeren Borgehalt als die gesunder Individuen.

Bor dirigiert die extrazelluläre Matrix

Ein Körper besteht nicht nur aus Zellen und das Leben spielt sich nicht nur innerhalb von Zellen ab. Auch zwischen den Zellen, im Interzellularraum, ist einiges los – und natürlich mischt Bor auch hier kräftig mit.

Der Raum zwischen den Zellen wird von der extrazellulären Matrix ausgefüllt. Eine extrazelluläre Matrix gibt es in jedem Gewebe, aber im Bindegewebe ist sie besonders stark ausgeprägt. Bindegewebe übt überall im Körper unterstützende, stabilisierende Aufgaben aus. Zum Bindegewebe gehören streng genommen auch die Knochen.

Jedes Gewebe enthält Zellen, aber das Bindegewebe enthält nur relativ wenige davon, den Hauptanteil macht die extrazelluläre Matrix aus.

Die extrazelluläre Matrix besteht aus einer Grundsubstanz, in der sich verschiedenartige Fasern aufhalten, die die eigentliche, stützende Funktion des Bindegewebes ausüben.

Diese Fasern werden von bestimmten Zellen, den Fibroblasten, gebildet, die sich ebenfalls in der extrazellulären Matrix tummeln.

Dann gibt es in der extrazellulären Matrix noch die Fraktion der Proteoglykane. Das sind an Proteine gebundene Kohlenhydrate, die viel Wasser binden können und entscheidend für die Funktion der extrazellulären Matrix sind. Einige davon kennen Sie zumindest vom Namen her: Glykosaminoglykane und Chondroitinsulfat, Hyaluronsäure oder Heparin.

In einer Zellkultur von Osteoblasten, den Zellen, die den Aufbau von Knochen fördern, steigerte der Zusatz von Bor im Kulturmedium die Bildung von mineralisiertem Gewebe. Im Knochen passiert das durch Einlagerung von Hydroxylapatit, das dem Knochen seine Druckfestigkeit verleiht.

In der extrazellulären Matrix gibt es viele Proteine, auch welche, die für die Mineralisierung des Gewebes verantwortlich sind: Osteopontin, Sialoprotein und Osteocalcin. Diese Proteine sind Marker für die Knochenbildung. Zusammen heizen diese Proteine den Osteoblasten kräftig ein treiben die Mineralisierung von Knochenzellen voran.

Der Effekt, den Bor auf die Mineralisierung der Knochenzellen ausübt, beruht auf einer veränderten Genaktivität. Bor dringt als Komplex in den Zellkern ein und steigert die Aktivität der Gene, die für die Mineralisierung der Knochen sorgen.

Außerdem steigert Bor die Produktion von Wachstumsfaktoren. Das sind Proteine, die für das Wachstum und die Entwicklung von Zellen verantwortlich sind. Einige dieser Wachstumsfaktoren induzieren die Neubildung von Knorpel und Knochen.

Bor fördert die Wundheilung

Auch an der Wundheilung ist eine extrazelluläre Matrix beteiligt. Und Bor greift auch hier helfend ein. Die Borsäure entfaltet ihre Wirkung im extrazellulären Raum durch die direkte Interaktion mit verschiedenen Enzymen aus den Fibroblasten. Fibroblasten sind der häufigste Zelltyp im Bindegewebe und spielen eine wichtige Rolle bei der Wundheilung.

Wenn man schwere Verletzungen mit tiefen Wunden mit einer 3%igen Borsäurelösung behandelt, beschleunigt das den Heilungsprozess und die Dauer des Aufenthalts auf der Intensivstation reduziert sich um zwei Drittel.

Bor bekämpft Entzündungen

Entzündungen entstehen, wenn unser Körper schädlichen Reizen, so genannten Noxen, ausgesetzt ist. Das kann alles Mögliche sein: Infektionen mit Bakterien, Viren oder Pilzen, physikalische Reize oder Allergene. Findet der Körper etwas noxisch, reagiert er darauf mit einer Entzündung und versucht, alles wieder in Ordnung zu bringen, Krankheitserreger aufzufressen und geschädigtes Gewebe zu ersetzen.

Klar, dass daran viele Proteine beteiligt sind. Manche davon dienen als Markerproteine. Wenn man die im Blut entdeckt, ist das ein Hinweis, dass sich im Körper entzündliche Prozesse abspielen, auch wenn man sich gar nicht krank fühlt.

Das C-reaktive Protein (CRP) ist ein solcher biologischer Entzündungsmarker. Haben wir viel davon im Blut, leiden wir ziemlich sicher an einer Entzündung. Welche genau das ist, verrät uns das Protein nicht. Da bedarf es weiterer Untersuchungen.

CRP ist Teil des Immunsystems und gehört zu den so genannten Akute-Phase-Proteinen, deren Konzentration bei einer akuten Entzündung innerhalb weniger Stunden sehr stark ansteigen kann. Es löst eine Reihe von Entzündungsreaktionen aus, die gegen die Infektion wirksam sind.

Das Protein kommt ständig in sehr geringen Konzentrationen im Blut vor, kann bei einer akuten Infektion aber innerhalb weniger Stunden um den Faktor 1000 ansteigen. Die tatsächliche Konzentration ist nicht nur vom Entzündungsstatus abhängig, sondern auch von einigen anderen Faktoren wie Alter, Körpergewicht oder Veranlagung.

CRP ist nicht nur eine effektive Waffe gegen Infektionen. Es hat auch eine Reihe unerwünschter Nebenwirkungen. Es wird mit der Entstehung von typischen

Die Wirkung von Borax im Körper

Zivilisationskrankheiten wie dem Metabolischen Syndrom, Fettleibigkeit, der nicht-alkoholischen Fettleber (NAFLD), Insulinresistenz und Diabetes, Arteriosklerose, koronaren Herzerkrankungen und Schlaganfall, verschiedenen Krebserkrankungen und Depressionen in Verbindung gebracht. Deswegen ist es erstrebenswert, den CRP-Spiegel möglichst gering zu halten.

Bei akuten Entzündungen explodieren die CRP-Werte im Blut. Aber was ist, wenn man sich von einer Entzündung weit entfernt und gar nicht krank fühlt?

Auch dann können entzündliche Prozesse in unserem Körper ablaufen, die durch verschiedene Faktoren, wie Stress, Alter oder Übergewicht, verursacht sein können. Diese stillen Entzündungen können uns letztendlich wirklich krank machen.

Um Entzündungen zu entdecken, bestimmt man die Konzentration bestimmter Marker, zum Beispiel CRP, im Blut. Bei einer akuten Entzündung ist der Standardtest gut geeignet. Mit dem Standardtest bestimmt man Werte ab etwa 10 mg/l, wie sie bei einer akuten Entzündung zu erwarten sind. Aber was ist mit den stillen, unbemerkten Entzündungsprozessen?

Dafür gibt es den hs-CRP-Test, mit dem man niedrigere Blutwerte von 0,5–10 mg/l bestimmen kann. Dieser Test ist wichtig, um niedrige Werte exakt bestimmen zu können, die auf versteckte, stille Entzündungen hinweisen können.

Der Blick lohnt sich. Scheinbar gesunde Menschen, deren CRP-Werte sich aber am oberen Ende des

Normbereichs befinden, haben ein deutlich erhöhtes Risiko für Herzinfarkt.

Stille Entzündungen können unbemerkt den ganzen Organismus schädigen. Ohne Gegenmaßnahmen kann dies zu den Krankheiten führen, mit denen wir heute allzu oft zu kämpfen haben, wie Asthma, Allergien, Neurodermitis, Bluthochdruck, rheumatoider Arthritis, Autoimmunerkrankungen, Diabetes, chronisch entzündlichen Darmerkrankungen, Alzheimer, neurodegenerativen Erkrankungen wie Multipler Sklerose, Parkinson und auch Krebs.

Mehrere wissenschaftliche Studien konnten zeigen, dass die Menge der Entzündungsmarker im Blut sinkt, wenn der Gehalt an Bor steigt. Den Probanden in einer Studie wurden knapp 12 Milligramm Bor verabreicht. Nur sechs Stunden nach der Einnahme stieg der Borgehalt im Blutplasma deutlich an und die Menge der Entzündungsmarker sank. Nach einer Woche Supplementation mit 10 Milligramm Bor sank die Plasmakonzentration von CRP um die Hälfte.

Die Häufigkeit chronischer Entzündungen nimmt seit Jahrzehnten vor allem in Industrieländern zu. Bald werden sie wohl zu den Zivilisationskrankheiten gezählt werden. Schuld daran soll unser moderner Lebensstil mit wenig Bewegung und ungesunder Ernährung sein. Vielleicht könnte man ja mit einer Prise Bor den Entzündungslevel in unserem Körper nach unten schrauben.

Bor stabilisiert die Gelenkflüssigkeit

Die Gelenkflüssigkeit ist eine viskose Mischung verschiedener Substanzen und sorgt dafür, dass die Knochen sich reibungsfrei bewegen können. Ein wichtiger Bestandteil ist die Hyaluronsäure. Sie gehört zu den Glykosaminoglykanen, ist also ein langkettiges Molekül, das viel Wasser bindet. Hyaluronsäure kann in verschiedenen Kettenlängen in der Gelenkflüssigkeit vorliegen. Je länger die Ketten sind, desto besser können sie ihre Schutzfunktion ausüben.

Bei entzündlichen Gelenkerkrankungen sind die Moleküle der Hyaluronsäure verkürzt, ihre Länge ist im Vergleich zu gesunden Gelenken fast auf die Hälfte geschrumpft. Dadurch sinken die Elastizität und Viskosität der Gelenkschmiere. Zur Behandlung wird Hyaluronsäure in die Gelenkflüssigkeit injiziert, damit die Gelenke wieder besser geschmiert sind. Das Problem ist nur, dass die in den entzündeten Gelenken sehr schnell wieder abgebaut wird. Die Halbwertszeit liegt bei etwa 13 Stunden.

Am Abbau der Hyaluronsäure ist ein Enzym beteiligt, die Hyaluronidase. Und die ist wieder einmal ein Angriffspunkt für Bor und seine Komplexbildung. Berichten zufolge kann Bor die Aktivität der Hyaluronidase hemmen und dadurch den Abbau der Hyaluronsäure verlangsamen. Das erhöht die Viskosität der Gelenkschmiere und die Gelenke bleiben elastisch und beweglich.

Bor steigert die Steroidhormone

Steroidhormone sind eine Gruppe von Hormonen, die aus Cholesterin, einem körpereigenen Fett, hergestellt werden. Sie sind gut fettlöslich und können deshalb, im Gegensatz zu anderen Hormonen, die Zellmembran durchdringen und direkt in die Zelle gelangen. Die Sexualhormone der Keimdrüsen und die Corticosteroide der Nebennierenrinde gehören zu dieser Gruppe.

Sexualhormone werden übrigens nicht nur in den Keimdrüsen, sondern zu einem geringen Prozentsatz von etwa 5 % in der Nebennierenrinde produziert.

Im Zellinneren binden Steroidhormone an ein spezifisches Rezeptorprotein, mit dessen Hilfe sie in den Zellkern gelangen und dort regulierend in die Genaktivität eingreifen.

Weil sie schlecht wasserlöslich sind, werden Steroidhormone im Blut an ein Protein gebunden transportiert, das sexualhormonbindende Globulin (SHBG). Es bindet und transportiert sowohl weibliche als auch männliche Sexualhormone an ihren Zielort.

Testosteron ist im Körper zu über 90 % an Proteine gebunden. Nur ein kleiner Prozentsatz liegt als freies Testosteron, die biologisch wirksame Form, vor.

In einer Studie wurde Männern täglich 10 Milligramm Bor verabreicht. Daraufhin wurde ein signifikanter Abfall des sexualhormonbindenden Globulins beobachtet. Gleichzeitig stieg der Spiegel an freiem, aktivem Testosteron. Das ist vor allem für ältere Männer von Bedeutung, die in der Regel über niedrigere Testosteronwerte und einen typischerweise höheren SHBG-Spiegel verfügen.

Vergleichbare Ergebnisse erhält man auch mit weiblichen Probanden bezüglich weiblicher Geschlechtshormone. Bor scheint demnach einen positiven Effekt auf die Verfügbarkeit von Sexualhormonen zu haben.

Sexualhormone (sowohl weibliche als auch männliche) sind ein wichtiger Faktor für die Stabilität der Knochen. Sie hemmen die Aktivität der Osteoklasten. Diese speziellen Zellen bauen Knochenmaterial ab. Bei einem niedrigen Hormonspiegel beobachtet man deshalb einen verstärkten Abbau von Knochenmaterial. Das trifft vor allem Frauen in der Menopause. Bei Männern lässt die Produktion von Testosteron im Alter deutlich weniger nach.

Somit wirkt Bor auch über den Stoffwechsel der Sexualhormone auf die Stabilität der Knochen ein, denn Sexualhormone hemmen die Aktivität der Osteoklasten, die den Knochenabbau vorantreiben.

Borax hilft, Schwermetalle und andere Gifte auszuscheiden

Schwermetalle kommen in den Gesteinen der Erdkruste vor. Durch Verwitterung und Erosion gelangen diese auf natürlichem Wege in Böden und Grundwasser. Böden können auf natürliche Weise mit Schwermetallen belastet sein. Schwermetalle häufen sich aber in der Umwelt seit der Industrialisierung im 19.

Jahrhundert durch zunehmende Emissionen aus verschiedenen anthropogenen Quellen an. Wir nehmen Schwermetalle mit unserer Nahrung, der Atemluft oder der Haut auf.

Nicht alle Schwermetalle sind böse. Etliche sind essentielle Spurenelemente, die von Pflanzen oder Tieren oder beiden zum Leben dringend benötigt werden.

Eisen, Kupfer, Chrom, Zink, Mangan, Molybdän benötigen viele Enzyme als Kofaktor, ohne den sie schlichtweg nicht funktionieren. Trotzdem sind diese Schwermetalle in größeren Mengen toxisch.

Andere Schwermetalle braucht der Körper niemals und sie sind immer giftig. Arsen zum Beispiel oder Blei, Cadmium oder Quecksilber. Auch Aluminium, das zwar kein Schwermetall ist, aber giftig.

Auch Fluorid ist so ein Kandidat. Es ist das Salz der Flusssäure und gelangt mit dem Trinkwasser, Zahnpasta, Speisesalz oder Milch in unseren Körper. In der Regel wird es absichtlich zur Kariesprophylaxe zugesetzt.

Fluorid ist hochgiftig. Es entzieht dem Körper Calcium in Form von Calciumfluorid und wirkt nebenbei noch als Zellgift, das viele Enzyme, darunter auch die der Proteinsynthese, hemmt.

Seit Jahrzehnten ist es gängige Praxis, Schwermetalle mithilfe von Chelatbildnern auszuleiten. Chelate sind besondere Metallkomplexe, die über die Nieren ausgeschieden werden. Und Borax oder Borsäure ist einer von ihnen. Borax kann somit helfen, Schwermetalle und Fluorid aus dem Körper auszuscheiden.

Bor fördert das Zentralnervensystem

Auch im Zentralnervensystem hinterlässt Bor oder – je nachdem, wie man es betrachtet – seine Abwesenheit Spuren. Bor beeinflusst unseren Gehirnstoffwechsel. Bor verändert unsere Hirnströme, hat Einfluss auf unsere kognitiven Fähigkeiten und unser Reaktionsvermögen. Möglicherweise könnte es auch helfen, der Alzheimer-Krankheit vorzubeugen oder ihren Verlauf zu verzögern.

Bor kann vor Alzheimer schützen

Alzheimer-Demenz ist eine degenerative Gehirnkrankheit, bei der die Nervenzellen im Gehirn langfristig durch Eiweißablagerungen abgetötet werden.

Nun hat man festgestellt, dass bei Alzheimer-Patienten der körpereigene Eisenspeicher, ein Protein namens Ferritin, statt Eisen große Mengen Aluminium mit sich trägt. Das ist möglich, weil der Proteinkomplex nicht nur Eisen, sondern auch andere Metalle binden kann. Ferritin kann ungehindert ins Gehirn gelangen, egal, mit welchem Metall es beladen ist. Eisen im Kopf ist gut und wichtig, denn es stellt die Sauerstoffversorgung unserer Körperzellen sicher. Aluminium im Kopf braucht niemand.

Forscher halten es für möglich, dass die Nervenzellen umso mehr Eiweiß ablagern, je mehr Aluminium sie enthalten. Da wäre es hilfreich, gäbe es einen Weg, Aluminiumablagerungen im Körper vorzubeugen und Aluminium aktiv auszuscheiden. Bor könnte das erledigen. Es ist Chelatbildner und kann die Ausleitung von Giftstoffen fördern.

Bor unterstützt die kognitive Leistung

Mehrere Studien zeigen, dass Bor einen Einfluss auf die Funktionen des Gehirns hat. Bormangel beeinträchtigt die kognitiven Leistungen, wie etwa das Denkvermögen oder die Reaktionsfähigkeit. Darin sind sich mehrere Studien einig.

Unsere Nervenzellen arbeiten elektrisch und unser Gehirn erzeugt bei der Arbeit schwache Ströme, die man mit einem Verstärker an der Kopfhaut messen kann. Diese Hirnströme sind nicht immer gleich, sie unterscheiden sich deutlich in ihrer Frequenz, also in der Anzahl der Impulse pro Zeiteinheit, und werden dementsprechend in verschiedene Typen unterteilt. Die sind dann spezifisch für bestimmte Aktivitäten des Gehirns.

Wellen von niedriger Frequenz weisen auf eine geringe geistige Aktivität hin. Sie sind typisch für traumlose Tiefschlafphasen oder neugeborene Säuglinge, deren Gehirn mehr oder weniger ein unbeschriebenes Blatt ist.

Bei starker Konzentration, Lernprozessen oder auch dem Meditieren erscheinen sehr hochfrequente Wellen im EEG.

Eine geringe Aufnahme von Bor äußert sich im EEG in einer gesteigerten Aktivität im Bereich der niederfrequenten Wellen. Gleichzeitig lässt die Aktivität im hochfrequenten Bereich nach.

Messungen der Hirnströme in Menschen und anderen Säugetieren zeigten, dass bei einer Ernährung, die mit einer täglichen Aufnahme von 0,12 mg/kg Körpergewicht sehr arm an Bor ist, die Hirnströme schon nach kurzer Zeit abnehmen.

Dadurch verschlechtert Bormangel beim Menschen die wesentlichen Messwerte für Fitness im Kopf. Die Reaktionsgeschwindigkeit, motorischen Fähigkeiten, Aufmerksamkeit und das Kurzzeitgedächtnis lassen schon nach einem Bormangel von etwa sechs bis zehn Wochen Dauer nach.

Die Veränderungen im EEG, die bei Bormangel auftreten, beruhen konsistent auf einer Verschiebung zu höherer Aktivität bei niedrigen Frequenzen und geringerer Aktivität bei höheren Frequenzen. Bei einer ausreichenden Versorgung mit Bor steigt die Aktivität im hochfrequenten Bereich. Das entspricht der Aktivität eines gesunden Gehirns.

Bor reinigt die Zirbeldrüse

Die Zirbeldrüse ist eine winzige endokrine Drüse auf der Rückseite des Mittelhirns, was sie in unserem Gehirn so ziemlich genau in der Mitte platziert. Sie misst wenige Millimeter in Länge und Breite und wiegt einige hundert Milligramm. Die Zirbeldrüse besteht zum größten Teil aus sekretorischen Nervenzellen, die Melatonin produzieren. Melatonin ist ein Neurohormon, das bei Dunkelheit gebildet wird und im Blut und dem Liquor, der Gehirnflüssigkeit, zirkuliert. Melatonin beeinflusst verschiedene zeitabhängige Rhythmen unseres Körpers, so auch den Schlaf-Wach-Rhythmus.

Im Gewebe der Zirbeldrüse befinden sich oft konzentrisch geschichtete, verschieden große Kalkkonkremente, die als Hirnsand bezeichnet werden. Konkrement ist der medizinische Ausdruck für Ablagerungen aus ehemals gelösten Mineralien. In Analogie zu Gallen-, Nieren-, oder Blasensteinen könnte man sie auch Hirnsteine nennen. Ihre Anzahl nimmt mit dem Alter zu. Und sie kommen auch in anderen Bereichen des Gehirns vor. Ihre biologische Bedeutung ist bisher unklar.

Eine mögliche Erklärung wäre, dass der Hirnsand eine Lagerstätte für überschüssig aus dem Körper freigesetztes Calcium ist, also keine eigentliche Funktion hat. Das sehen manche (selbsternannte) Experten als Folge einer Überfunktion der Nebenschilddrüse. Die Nebenschilddrüse produziert Parathormon, dessen Hauptaufgabe die Aufrechterhaltung eines ausreichenden Calciumspiegels im Blut ist. Es mobilisiert Calcium aus den Knochen und führt zu einer verstärkten Calciumresorption durch die Nieren. Zu viel Parathormon setzt also zu viel Calcium frei und das wird in verschiedenen Geweben, unter anderem dem Gehirn, gelagert und führt dazu, dass diese verkalken.

René Descartes, ein französischer Philosoph des siebzehnten Jahrhunderts, sagte über die Zirbeldrüse: „Es gibt eine kleine Drüse im Gehirn, in der die Seele ihre Funktion spezieller ausübt als in jedem anderen Teil des Körpers". 1978 äußerte der Wissenschaftler M. Cohen den Verdacht, dass die Funktion der Zirbeldrüse durch übermäßige Verkalkung beeinträchtigt werden könnte.

Nun können wir hoffen, sollte auch unsere Zirbeldrüse betroffen sein, dass die ein oder andere Portion Bor uns da helfen könnte.

Mögliche Nebenwirkungen und die sichere Anwendung von Borax

Obwohl Borax weitgehend ungefährlich ist, sollte man nicht sorglos damit umgehen. In diesem Kapitel erläutern wir einige Verhaltensregeln zur Verwendung von Borax, bevor wir ab Kapitel 6 genauer auf die Anwendung von Borax eingehen.

Der Körper nimmt Borax über die Atemwege, die Haut und den Verdauungstrakt auf. Über den Darm wird Borax schnell und komplett aufgenommen. Dazu liegen Studien an Borsäure vor, bei denen Probanden 1,5 mg/kg Körpergewicht innerhalb weniger Stunden komplett resorbierten. Das Verdauungssystem ist auch der Hauptaufnahmeweg für Borax.

Auch über die Atemwege gelangt Borax in den Körper. Das zeigen Messungen der Konzentration von Borat im Blutserum und Urin von Personen, die borhaltigem Staub ausgesetzt waren, Vergiftungserscheinungen wurden allerdings nicht beobachtet. Man ging bei den Messungen davon aus, dass der Staub vollständig über die Atmungsorgane aufgenommen wurde. Es ist aber auch möglich, dass das Bor sekundär über das Verdauungssystem aufgenommen wurde, nachdem es von den Flimmerhärchen in den Atmungsorganen durch mukoziliären Transport wieder zurückbefördert wurde.

Die Resorption über die Haut ist bei Erwachsenen sehr gering. Das gilt aber nur für intaktes Gewebe. Möglicherweise ist die Resorption von Borax bei Verletzungen der Haut wesentlich höher. Bei neugeborenen Säuglingen wird Borax ohnehin viel stärker über die Haut aufgenommen.

Unabhängig von der Verabreichungsform scheiden wir überschüssiges Bor in Form von Borsäure durch den Urin schnell und unverändert aus. Die Halbwertszeit für diese Eliminierung liegt sowohl für oral als auch intravenös verabreichte Borsäure bei etwa 21 Stunden.

Vergiftungen durch Borax

Bei einer akuten Intoxikation mit Borax, wenn man also wirklich große Mengen davon aufgenommen hat, droht eine akute Vergiftung.

Es kann zu schwachen Reizungen der Haut oder Schleimhäute kommen, die aber reversibel sind. Wenn man Borax isst, kann es zu gastrointestinalen Störungen kommen, wie Übelkeit, Erbrechen, Durchfall, Bauchschmerzen oder Bluterbrechen. Das Erbrochene oder der Stuhl sind blaugrün verfärbt.

Verzögert treten Hautrötungen und Abschuppungen der Haut auf. Auch Störungen des Zentralen Nervensystems wie Übererregbarkeit, Ruhelosigkeit, Tremor, Krämpfe (vor allem der Rückenmuskulatur), Delirium und Koma können auftreten.

Die Angaben zu letalen Dosen für den Menschen schwanken stark zwischen 0,2 und 20 Gramm pro Kilogramm Körpergewicht, wobei man sich einig ist, dass Kinder stärker gefährdet sind als Erwachsene.

Bei längerer regelmäßiger Boraufnahme oder der Exposition mit borhaltigem Staub kann es zu Rötungen, Reizungen und ähnlichen Symptomen wie einer akuten Vergiftung kommen. Die Beschwerden verschwinden aber wieder, wenn das Bor eliminiert ist. Die Dosen, die dazu nötig sind, sind ebenfalls relativ hoch. Ab knapp einem Gramm Bor pro Tag, das entspricht etwa fünf Gramm Borax und ist das 333-fache der gesunden Dosis, fangen die Probleme an.

In einer Studie am Menschen wurden den Teilnehmern zwei Wochen lang mit der Nahrung täglich 870 Milligramm Bor verabreicht, was Beschwerden wie Appetitlosigkeit, Völlegefühl, Kopfschmerzen oder Übelkeit hervorrief. Die Beschwerden klangen ab, sobald die Nahrung nicht mehr verabreicht wurde.

Bei den Ratten war man weniger zimperlich. Ihnen verabreichte man in einer Studie täglich 100 Milligramm pro Kilogramm Körpergewicht, was bei einem Menschen von 70 Kilogramm einer Zufuhr von sieben Gramm entspricht, also deutlich mehr als 870 Milligramm. Das führte hauptsächlich zu Schäden an den

Hoden, diese konnten allerdings bis zur Atrophie reichen. Atrophie ist ein Gewebeschwund, der auch mit einer Minderung der Funktion einhergeht.

Nach diesen Erkenntnissen setzte die Europäische Behörde für Lebensmittelsicherheit (EFSA) die maximale tägliche Aufnahme von Bor für einen Erwachsenen mit 10 Milligramm fest. Das wird als das Tolerable Upper Intake Level angesehen (UL).

Das UL bezeichnet die maximal langfristig überdosierte Gesamtzufuhr eines Nährstoffes, die nach Einschätzungen keine Gesundheitsbeeinträchtigungen nach sich ziehen würde. Dieser Begriff stammt aus der Ernährungswissenschaft.

Das darf man nicht verwechseln mit dem NOAEL, dem No Observed Adverse Effects Level. Dieser Begriff stammt aus der Toxikologie und gibt die höchste Dosis für eine tägliche Aufnahme an, bei der keine schädlichen Auswirkungen beobachtet werden können. Den geben verschiedene Expertengruppen mit 20 Milligramm an.

Mit der täglichen Nahrung nehmen wir etwa ein bis vier Milligramm Bor auf, je nachdem wo und wie wir leben. Offiziell raten alle Institutionen von borhaltigen Nahrungsergänzungsmitteln und einer Supplementierung der Nahrung mit Borax oder anderen Borverbindungen ab.

Aufnahme und Dosierung von Bor

Die Daten zur Risikobewertung von Bor stammen aus Tierversuchen oder Zellkulturen. Es gibt keine Daten zu den gesundheitlichen Auswirkungen durch die Aufnahme großer Mengen Bor am Menschen.

In Fällen, in denen Borax oder Borsäure versehentlich in großen Mengen aufgenommen wurde, zeigte sich nur eine geringe Toxizität. Die potentiell letale Dosis für den Menschen wurde dementsprechend auf 15 bis 20 Gramm Borax oder Borsäure (man bezeichnet das auch oft als Bor-Äquivalente) für Erwachsene festgesetzt, für Säuglinge mit 3 bis 6 Gramm pro Tag.

Ein Teelöffel Borax wiegt 5 bis 6 Gramm. Borax enthält nur 11,3 % Bor. Ein Teelöffel Borax entspricht dann also 565 bis 678 Milligramm Bor. Mit der Aufnahme durch die Nahrung werden solche Mengen niemals erreicht. Da schaffen wir nur ein bis vier Milligramm. Auch durch die sachgemäße Einnahme von borhaltigen Nahrungsergänzungsmitteln schaffen wir das nicht – eine Tablette enthält in der Regel 3 Milligramm Bor.

Die richtige Dosierung von Bor hängt von Alter und physiologischen Zustand der Person ab.

- Für Säuglinge bis 12 Monate gibt es keine Angaben zur täglichen Höchstdosis. Sie sollten Bor nur über die Nahrung aufnehmen.

- Für Kinder bis drei Jahre gelten 3 Milligramm pro Tag, bis acht Jahre 6 Milligramm pro Tag und bis 13 Jahre 11 Milligramm pro Tag als Höchstdosis.

- Für Jugendliche bis 18 Jahre gelten 17 Milligramm pro Tag. Ab dem neunzehnten Lebensjahr gelten für Erwachsene 20 Milligramm Bor pro Tag als Höchstdosis.

Obwohl Bor in hohen Dosen als fruchtschädigend eingestuft wird, wird Schwangeren nicht grundsätzlich von der Einnahme von Bor abgeraten. Ihre Höchstdosis entspricht der von nicht schwangeren Personen. Das Gleiche gilt auch für die Stillzeit.

Sicherheitsrichtlinien zur Handhabung von Borax

Borax ist im Wesentlichen unbedenklich. Trotzdem müssen bei der Handhabung einige Punkte beachtet werden, die größtenteils den Regeln zum Gebrauch von Reinigungsmitteln entsprechen.

- Vermeiden Sie den Kontakt zu Lebensmitteln.

- Lagern Sie Borax außerhalb der Reichweite von Kindern.

- Borax kann die Schleimhäute reizen. Vermeiden Sie den direkten Kontakt mit den Atemwegen und den Augen.

- Bei überempfindlicher Haut sollten bei der Arbeit mit Borax Handschuhe getragen werden.

Mögliche Nebenwirkungen von Borax

- Mit Borax gereinigte Oberflächen mit klarem Wasser nachspülen.

- Kleidung nach dem Waschen mit Borax gründlich ausspülen.

Damit sind wir nun bestens gerüstet, um gleich in die Anwendung von Borax zur Verbesserung körperlicher Beschwerden sowie im Haushalt, Garten und als Kosmetik einzusteigen!

6

Die medizinische Anwendung
von Borax

Hier finden Sie nun einige medizinische und gesund-heitsfördernde Einsatzgebiete von Borax aus dem täglichen Leben.

Manche Anwendungen sind äußerlich, als Bad oder Waschlösung. Das ist heute leider Vergangenheit, es sei denn, man gehört zu dem auserwählten Personenkreis, der auch heute noch Borax käuflich erwerben kann.

Borax oder Borsäure wirkt im Körper eigentlich immer auf die gleiche Weise. Es legt bestimmte Moleküle, meist Enzyme, lahm und kann dadurch das Geschehen im Stoffwechsel beeinflussen.

Es kann die Knochen stärken und bei entzündlichen Gelenkerkrankungen helfen, vor Krebs schützen, den Spiegel an Sexualhormonen und Vitamin D steigern oder den Gehirnstoffwechsel anfeuern (wie genau das alles funktioniert, haben Sie bereits in Kapitel 4 erfahren). In welchen Mengen Sie Borax wie anwenden sollten, um das erwünschte Ergebnis zu erzielen, lernen Sie in diesem Kapitel.

Innere Anwendung von Borax

Gegen viele Beschwerden hilft eine innere Anwendung von Borax beziehungsweise Bor. Als tägliche Standarddosis für Bor haben sich drei Milligramm durchgesetzt, mehr als zehn Milligramm sollte die tägliche Aufnahme nicht überschreiten (mehr zur sicheren Anwendung von Borax erfahren Sie in Kapitel 5).

Bevor Sie zu Borax greifen, sollten Sie noch bedenken, dass man auch mit der täglichen Nahrung und dem Trinkwasser Bor aufnimmt. Und oft kann man die tägliche Aufnahme schon durch eine Ernährungsumstellung und Änderung der Zubereitung deutlich steigern.

Denken Sie einmal darüber nach, ob Sie gebratenes Kaninchenhirn mit Gurken-Pfirsich-Chutney und Feldsalat zu Ihrer Lieblingsspeise machen können. Dann hätten Sie in Hinsicht auf die tägliche Boraufnahme ausgesorgt. Das ist natürlich auf Dauer etwas einseitig und vielleicht nicht ganz Ihr Geschmack, daher können Sie die Boraufnahme auch verbessern, indem Sie häufiger zu Früchten und Gemüsen mit einem hohen Gehalt an Bor greifen. Die darin enthaltenen Borverbindungen sind wasserlöslich, also kochen Sie sie möglichst wenig oder verwenden Sie das Kochwasser mit. Und kaufen Sie Bioprodukte, die nicht chemisch gedüngt sind. Oder steigen Sie auf Wildgemüse um. Wildgemüse hat von allem mehr: mehr Geschmack und mehr Inhaltsstoffe. Natürlich auch mehr Bor.

Die einfachere Alternative zur Ernährungsumstellung ist die tägliche Zufuhr von Bor. Nehmen Sie Bor täglich in Form von Borwasser zu sich, das sie aus Borax und – am besten – destilliertem Wasser herstellen. Destilliertes Wasser ist besser als Leitungswasser, weil Leitungswasser Chlor oder Fluor enthalten kann – und beides verträgt sich nicht so gut mit Bor, das bedeutet, es reduziert die Wirksamkeit des Borwassers.

Stellen Sie eine konzentrierte Boraxlösung her, indem Sie einen leicht gehäuften Teelöffel Borax in einem Liter Wasser auflösen. Das ist Ihr Konzentrat, von dem Sie fünf Milliliter pro Anwendung zu sich nehmen.

Ein leicht gehäufter Teelöffel Borax entspricht etwa fünf bis sechs Gramm, der in 1000 Gramm Wasser gelöst ist. Fünf Milliliter davon enthalten 25 bis 30 Milligramm Borax, das kommt auf Ihren Löffel an. Deswegen ist es auch besser, weil genauer, das Borax zur Herstellung des Konzentrats auf einer modernen Küchenwaage abzuwiegen.

Borax enthält 11,3 % Bor. Eine Standarddosis von 5 Milliliter Borwasser enthält also 2,2 bis 2,6 Milligramm Bor.

Beginnen Sie mit der Einnahme von einer Standarddosis, die Sie Borwasser zu einer Mahlzeit zu sich nehmen. Fühlt sich das in Ordnung an, können Sie eine zweite Dosis zu einer anderen Mahlzeit dazu nehmen.

Wenn Sie Borax prophylaktisch einnehmen, um Ihre Gesundheit zu erhalten, können Sie dauerhaft ein bis zwei Standarddosen Borax täglich einnehmen.

Wenn Sie schon gesundheitliche Probleme haben, die Sie mit Borax bekämpfen wollen, oder zu einer

Risikogruppe gehören, etwa postmenopausale Frauen, können Sie über den Tag verteilt auch drei oder mehr Dosen täglich nehmen.

Wenn sich Ihre Probleme deutlich gebessert haben, reduzieren Sie die Einnahme auf ein bis zwei Standarddosen pro Tag. Es kann passieren, dass sich zu Beginn der Therapie die Beschwerden verschlechtern. Dieses Phänomen ist als Herxheimer-Reaktion bekannt, auch aus anderen Bereichen der alternativen Medizin, wie der Akupunktur oder Homöopathie, und deutet darauf hin, dass die Therapie wirkt.

Bor gegen Epilepsie

In den 40er und 50er Jahren des 20. Jahrhunderts wurde Bor gegen Epilepsie eingesetzt. Epilepsie ist eine Fehlfunktion des Gehirns, bei der viele Nervenzellen gleichzeitig spontan erregt werden und Impulse abfeuern. Den Patienten wurden täglich zwei bis fünf Gramm Borsäure verabreicht. Diese Überdosis führte langfristig leider zu chronischen Vergiftungen. Aber dass Bor gut für das Gehirn ist, haben wir schon erfahren, und wenn Sie sich an die beschriebenen minimalen Dosen halten, kann Bor zur Linderung von Epilepsie beitragen.

Borax in der Homöopathie

Borax wird in der Homöopathie in erster Linie bei Schleimhaut- und Hautproblemen eingesetzt und soll sich überwiegend auf die Haut und das Nervensystem konzentrieren. Borax hat nach Aussage der Homöopathen einen extremen Einfluss auf das gesamte Organsystem. Erstaunlicherweise sind entzündliche Gelenkerkrankungen, Arthrose, Arthritis, Osteoporose oder andere wichtige Einsatzgebiete von Borax hier gar kein Thema.

Äußere Anwendung von Borax

Die äußerliche Anwendung von Borax richtet sich meist gegen Pilzinfektionen, die wirklich alle Oberflächen unseres Körpers besiedeln können, auch die, die wir spontan für die Innenseite halten würden, wie den Darm oder die Atemwege, die natürlich auch zur Körperoberfläche gehören. Auch bei Hals-, Nasen-, Ohren-, und Hautkrankheiten ist Borax hilfreich.

Borax gegen Pilzinfektionen

Die fungizide Wirkung von Borax ist uns schon in seiner Funktion als Haushaltshelfer oder Holzschutzmittel begegnet. Pilze gedeihen aber leider auch in und auf unserem Körper. Auch diese Pilze lassen sich mit Borax und seiner antifungalen Kraft bekämpfen.

Die fungizide Aktivität von Borax wurde in Hemmstofftests untersucht. In diesen Experimenten wird eine Pilzkultur in einem festen Medium angesetzt, auf das die zu untersuchenden Hemmstoffe in verschiedenen Konzentrationen aufgetragen werden. Dann werden die Kulturen bebrütet und fangen an sich zu vermehren. Durch das Zellwachstum entsteht im Medium eine Trübung, wo keine Zellen wachsen, bleibt das Medium klar. Je größer der klare Rand ohne sichtbares

Zellwachstum um den Hemmstoff ausfällt, desto stärker ist seine Wirkung.

Es zeigte sich, dass schon eine einprozentige Lösung von Borax (oder Borsäure) das Wachstum der Pilze deutlich hemmt.

Bei Pilzinfektionen haben wir es oft mit der Gattung *Candida*, meist *Candida albicans* zu tun. *C. albicans* gehört in geringen Zahlen zur natürlichen Hautflora. Unter bestimmten Bedingungen kann sie sich aber zu stark vermehren. Das kann ein geschwächtes Immunsystem sein, andere Erkrankungen wie Diabetes oder Krebs oder als Nebeneffekt einer Antibiotikabehandlung, denn die tötet nur die Bakterien und verschafft den Hefen damit eine Mehrheit, die diese gerne dazu nutzen, sich ungestört zu verbreiten. Dann bekommt man eine Candidose.

Candidosen treten bevorzugt an bestimmten Stellen des Körpers auf, da wo es warm und feucht ist. Das können die Schleimhäute sein oder Hautfalten unter synthetischer Kleidung. Bei Kleinkindern treten Candidosen auch gerne im Windelbereich auf. *Candida* kann sich im Darm vermehren oder der Auslöser vaginaler Pilzinfektionen sein.

Pilzinfektionen der Haut können mit borhaltigen Salben oder Pudern bekämpft werden. Ein fünfprozentiges Boraxpulver hemmt das Pilzwachstum auf Haut und Haaren nach fünf Tagen beziehungsweise 24 Stunden.

Die medizinische Anwendung von Borax

Auch Haarausfall ist nicht immer nur eine Frage des Hormonspiegels oder der Gene. Auch hier können Pilzinfektionen eine Rolle spielen. Und deswegen kann Borax in solchen Fällen auch gegen Haarausfall helfen. Dann können Waschungen mit Borax helfen. Am besten mit dem Borax Shampoo aus eigener Herstellung, das Rezept dazu finden Sie in Kapitel 8.

Gegen Nagelpilz hilft ein Fußbad mit Borax: Geben Sie drei Teelöffel Borax in fünf Liter warmes Wasser und baden Sie die betroffenen Körperteile, Hände oder Füße, 20 Minuten lang darin.

Nach Angaben der begeisterten Anwender verschwindet Hautpilz nach der ersten Anwendung, Nagelpilz braucht ein bisschen länger.

Gegen Scheidenpilz gibt man (in anderen Ländern, nicht in Deutschland, da ist es verboten) über einen Zeitraum von zwei Wochen zweimal täglich ein Scheidenzäpfchen mit je 600 Milligramm Borsäure. Früher verwendete man gegen Vaginalpilz die „Willesche Lösung", die neben Borax Formaldehyd und Phenol enthält.

Mundsoor, Mundschwämmchen im Mund von Säuglingen, auch als Aphthen bekannt, beruht auch auf einer Candidainfektion. Früher gab man da „Rosenhonig mit Borax": 5 Gramm Borax auf 95 Gramm Honig. So wurde das schon 1843 in der Enzyklopädie der Volksmedizin von Friedrich Most beschrieben.

Oft gedeiht Candida besonders gut im Darm, denn da gibt es meist etwas Gutes zu Essen. In diesem Fall ist man sich ziemlich einig, dass Borax hier wenig hilfreich ist. Man müsste Unmengen Borax zu sich nehmen, um im Darm eine Konzentration von Borax von mindestens einem Prozent zu erreichen. Äußerlich angewandt ist Borax aber der Albtraum aller Pilze.

Borax gegen Neurodermitis

Neurodermitis ist eine nicht infektiöse Hautkrankheit. Sie ist nervlich bedingt und beruht darauf, dass die Schutzbarriere der Haut durch einen Mangel an essentiellen Fettsäuren geschwächt ist. Dadurch können hautreizende Substanzen und Allergene leichter in die Haut eindringen. Im Detail sind die Ursachen der Neurodermitis bisher nicht bekannt. Früher behandelte man Neurodermitis mit der boraxhaltigen „Kocherschen Salbe", die den Juckreiz linderte.

Borax für Nase und Ohren

Borax ist gut für die Wundheilung, das ist bekannt. Wenn ein Schnupfen die Schleimhäute der Nase reizt, ist eine Nasensalbe eine gute Wahl. Früher nahm man da die „Wittmaacksche Salbe". Sie bestand früher aus Borsäure, Lanolin (Wollfett) und Paraffin. Paraffin ist ein Gemisch von gesättigten Kohlenwasserstoffen. Ein bekannter Vertreter ist die gute alte Vaseline.

Wittmaacksche Salbe wurde nach Nasenoperationen und bei ausgetrockneten Schleimhäuten gegeben. Auch zur Behandlung von Mittelohrentzündungen kam Wittmaacksche Salbe zum Einsatz. Um zu verhindern, dass der Eiter, der aus dem entzündeten Ohr entfernt wird, Ekzeme und eine Gehörgangsentzündung verursacht, wurde nach der Säuberung des Ohres Wittmaacksche Salbe aufgetragen. Im Original enthielt das Medikament zehn Prozent Borsäure. Heute ist diese aus der Rezeptur verschwunden.

Borax für die Augen

Borsäure ist bei den meisten Rezepturen für medizinische Anwendungen verboten. Nur in Arzneimitteln für die Augen sind Borsäure und ihre Salze noch zugelassen. Heute finden sie aber nicht mehr als Wirkstoff, sondern nur noch zur Stabilisierung des pH-Wertes Verwendung. Früher wurde Borax in künstlichen Tränen gegen trockene Augen eingesetzt. Bei Entzündungen wurden die Augen mit Borwasser gespült. Bor wirkt leicht antiseptisch und adstringierend, also entzündungshemmend.

Anwendung von Borax im Haushalt

Borax ist eine unglaublich vielseitig verwendbare Allzweckwaffe für (fast) jedes Problem im täglichen Leben. Das verdankt es der Einfachheit seines Wirkmechanismus. Borax wirkt stets auf die gleiche Weise. Es bildet Komplexe mit anderen Verbindungen, indem es OH-Gruppen aufnimmt. Das ist möglich, weil Borax eine Lewis-Base ist, die Basis einer dieser ganz besonderen Säuren, die Säure produzieren, indem sie Basen fangen, statt Protonen abzugeben. Als es noch nicht verboten war, war Borax aus keinem Haushalt wegzudenken.

Borax als Allzweckreiniger

Borax ist der perfekte Allzweckreiniger. Es gibt kaum einen Fleck, den Borax nicht entfernen kann. Die Reinigungskraft von Borax beruht auf seiner Alkalität. Borax hat in Wasser gelöst einen pH-Wert von 9,5. Damit zählt es zu den schwach alkalischen Reinigern.

Eine alkalische (oder basische) Lösung enthält viele negativ geladene Hydroxylionen (OH^-). Diese Ionen lagern sich gerne an Oberflächen an. Dabei ist ihnen egal, ob es sich um Schmutz oder die zu reinigende Oberfläche handelt. Sie bringen überall ihre negative Ladung an und das führt dazu, dass der Schmutz sich durch die elektrostatische Abstoßung von der Oberfläche löst.

Das ist aber noch nicht alles. Borax ist auch ein guter Fettlöser. Fette und Öle verseifen, wenn man sie mit Laugen behandelt. Die Fette, mit denen wir es alltäglich beim Putzen zu tun haben, sind meist Nahrungsfette. Die bestehen zum allergrößten Teil aus Triglyceriden. In diesen Molekülen sind drei Fettsäuren an ein Molekül Glycerin gebunden. Triglyceride haben zwei herausstechende Eigenschaften: Sie sind lipophil und hydrophob. Das heißt, sie lösen sich in Fett, aber nicht in Wasser. Für unseren Fleck bedeutet das, er bleibt, wo er ist, und will sich nicht wegwischen lassen.

Eine alkalische Lösung spaltet das Triglycerid und setzt die Salze der Fettsäuren frei. Die nennt man auch Seifen und die sind wasserlöslich.

Alkalische Lösungen werden häufig zur Reinigung von Metallen eingesetzt. Mit Borax kann man also seine Küchenspüle zum Strahlen bringen oder alten, patinierten Metallgegenständen zu neuem Glanz verhelfen – sofern das erwünscht ist. Oft trägt man Patina ja künstlich auf, um einen gewissen Vintage-Look zu erzeugen.

Mit Borax gereinigte Flächen sind gleichzeitig auch desinfiziert, denn Borax hemmt die Vermehrung von Bakterien, Pilzen und Viren.

Anwendung von Borax im Haushalt

Es ist ganz einfach, einen **Allzweckreiniger** auf der Basis von Borax selbst herzustellen: Nehmen Sie je einen Teil Borax und Soda (Natriumcarbonat, Na_2CO_3) und lösen das in sechs Teilen heißem Wasser. Bei höheren Temperaturen lösen sich die Salze schneller. Die Lösung kann direkt und unverdünnt verwendet werden. Sie ist auch in einer Sprühflasche gut aufgehoben.

Man kann den Boraxreiniger auch auf Vorrat herstellen. Er ist gut haltbar. Bei längerer Lagerung kann es passieren, dass sich im oberen Bereich des Vorratsgefäßes Salze absetzen. Dann erhitzen Sie das Ganze und vermischen es einfach wieder.

Mit diesem Reiniger können Sie alle abwaschbaren Flächen reinigen, auch das Bad und die Toilette. Neben seiner guten Reinigungskraft hat dieses Putzmittel noch den angenehmen Nebeneffekt, dass es Gerüche neutralisiert und desinfizierend wirkt.

Und das ist immer noch nicht alles: Borax reduziert auch den Calciumcarbonatgehalt im Wasser, wirkt also enthärtend. Es geht komplexe Verbindungen mit Calciumionen ein, ähnlich wie in den Zellwänden der Pflanzen. Und weicheres Wasser hat eine bessere Reinigungskraft.

Den wasserenthärtenden Effekt kann man sich auch im Geschirrspüler zu Nutze machen. Borax ist ein hervorragender **Klarspüler**. Schließlich hinterlässt weiches Wasser keine Kalkflecken auf dem frisch gespülten Geschirr. Man kann entweder etwas Boraxpulver vor dem Spülgang in die Maschine geben, oder eine

Boraxlösung aus einem Esslöffel pro Liter Wasser in das Fach für den Klarspüler geben.

Wenn Gläser oder Gefäße aus Kristall stumpf und grau aussehen, werden sie wieder klar, wenn man Sie in einer solchen Boraxlösung spült und anschließend poliert.

Auch als **Fensterreiniger** ist Borax eine gute Wahl. Aus drei bis vier Tassen Wasser und zwei Teelöffel Borax können Sie einen Fensterreiniger herstellen, der streifenfreie Glasflächen hinterlässt. Tauchen Sie einfach einen sauberen Lappen in die Boraxlösung und wischen damit ihre Glasflächen ab.

Kristallines Borax kann auch direkt wie ein **Scheuerpulver** zur Reinigung verwendet werden. Geben Sie einfach etwas Boraxpulver auf einen feuchten Lappen und bearbeiten Sie damit hartnäckige Verschmutzungen.

Wenn Sie Borax als **Topfreiniger** verwenden möchten, geben Sie 1 EL Boraxpulver zu etwas Geschirrspülmittel und vermischen das gründlich. Auf einem Lappen oder Putzschwamm aufgetragen lassen sich damit eingebrannte Töpfe und Pfanne blitzblank reinigen. Anschließend spülen Sie das gründlich ab, damit Sie sich nicht vergiften.

Mit Borax als **Geruchsentferner** lassen sich auch schlechte Gerüche aus Matratzen, Kissen und Möbeln entfernen. Zu diesem Zweck stellt man eine Lösung aus 125 Gramm Borax und 375 Milliliter Wasser her und behandelt die übelriechenden Textilien damit. Am besten benutzt man eine Sprühflasche, damit es nicht zu nass wird. Dann reibt man das Ganze noch mit einer Bürste oder einem Lappen ein, damit es besser wirkt.

Borax als **Abflussreiniger** hilft auch gegen verstopfte Abflüsse in Küche oder Bad. Geben Sie einfach eine halbe Tasse Borax und zwei Tassen heißes Wasser in das verstopfte Abflussrohr. Lassen Sie es 15 Minuten einwirken und spülen Sie mit heißem Wasser nach.

Und noch ein Tipp: Mit Borax können Sie auch hervorragend **Klebereste entfernen**. Manchmal verweilen die Reste von Klebeetiketten sehr hartnäckig auf dem mit ihnen beklebten Artikel. Nehmen Sie eine hochkonzentrierte Boraxlösung aus zwei Teilen Borax und einem Teil Wasser. Damit verschwinden nicht nur Klebereste, sondern auch andere hartnäckige Flecken, wie Leim, Teer, Kaugummi oder Harz.

Borax in der Textilpflege

Natriumperborat ist ein Stoff, der Borax sehr ähnlich ist. Es wird in Waschmitteln als Bleichmittel verwendet. Natriumperborat zerfällt in Wasser und setzt Wasserstoffperoxid (H_2O_2) frei, das den eigentlichen Job des Bleichens übernimmt. Farbstoffe – und auch Flecken – haben eine besondere Elektronenstruktur, die ihnen ihre Farbigkeit verleiht. Wasserstoffperoxid ist ein starkes Oxidationsmittel, hat also einen großen Drang, Elektronen an sich zu reißen. Entreißt es diese Elektronen dem Farbstoff, der den Fleck bildet, verliert der seine Farbe.

Zur Entfernung von Flecken bestäubt man die nasse Textilie mit etwas Boraxpulver und lässt sie vor dem

Waschen etwa eine halbe Stunde einweichen. Alternativ kann man auch gesättigte Boraxlösung auftragen. Man kann auch Borax in die Waschmaschine geben, um seine Kraft als Bleichmittel und optischer Aufheller zu nutzen. Ein weiterer Vorteil von Borax in der Waschmaschine ist, dass man sich wegen seiner wasserenthärtenden Wirkung den Weichspüler sparen kann und die Wäsche trotzdem weich und angenehm zu tragen aus der Maschine kommt.

Borax ist nicht nur ein Zusatzstoff zum herkömmlichen Waschpulver. Man kann auch sein eigenes Waschpulver auf der Basis von Borax herstellen. Dazu mischt man je einen Teil Borax, geriebene Kernseife, Natron und Waschsoda. Pro Waschgang benötigt man etwa ein bis zwei Esslöffel davon, die man direkt in das Waschfach gibt.

Schimmelentfernung aus Textilien

Manche Textilien sind Saisonware, werden länger nicht benutzt und neigen dann dazu, Schimmel anzusetzen. Das gibt nicht nur hässliche Flecken, sondern auch einen unangenehmen, muffigen Geruch. Sonnenschirme zum Beispiel sind solche Kandidaten, oder Bootszubehör oder manchmal auch Bekleidung.

Schimmelflecken kann man mit Borax sehr gut aus Textilien entfernen.

Stellen sie eine Boraxlösung aus einer viertel Tasse Borax und einem Liter Wasser her. Füllen Sie die Lösung in eine Spritzflasche. Besprühen Sie die befallenen

Gewebe gründlich und schrubben Sie das Ganze mit einer alten Zahnbürste. Waschen Sie anschließend den Schimmel ab. Das dient nur dazu, den Fleck zu entfernen. Wenn man auf das Abspülen verzichtet, hält die fungizide und desinfizierende Wirkung des Borax noch lange nach der Behandlung an. Die Zahnbürste entsorgen Sie dann bitte, denn sie ist jetzt mit dem giftigen Schimmel kontaminiert.Falls die Textilien in die Waschmaschine passen, kann man auch da den Schimmel erfolgreich bekämpfen. Wählen Sie ein möglichst heißes Waschprogramm (aber überfordern Sie Ihre Wäsche nicht). Geben Sie nur die verschimmelten Kleidungsstücke in die Waschmaschine und waschen Sie nichts anderes mit. Lösen Sie circa 120 Milliliter Borax in sehr heißem Wasser und geben Sie die Lösung direkt in die Waschtrommel. Dann starten Sie das Programm wie gewohnt. Nach dem Waschen lassen Sie die Wäsche an der Luft trocknen.

Sonderkapitel: Borax in der Industrie

Borax ist in der Industrie ein wichtiger Rohstoff. Es dient zur Herstellung von Borsäure und ihren Salzen, den Boraten und Perboraten. Perborate sind „aktiver Sauerstoff", der ein gutes Bleichmittel ist und unter anderem in Waschmitteln Verwendung findet.

Man braucht Borax zur Herstellung von Borosilikatglas, das besonders beständig gegenüber Chemikalien und Temperatur ist und im Laborbereich oder als Mikrowellengeschirr genutzt wird. Auch Emaille oder die Glasuren von Steingut oder Keramik kommen ohne Borax nicht aus.

Sofortheilung durch Borax

Beim Hartlöten von Metallen sorgt es als Flussmittel dafür, dass die Oberflächen der Werkstücke gut benetzt sind und entfernt Oxide, die sich während des Lötens durch den starken Einfluss von Sauerstoff bilden.

In der Industrie und im Baubereich wird Borax als Flammschutzmittel für Dämmstoffe eingesetzt.

Borax wird Reinigungsmitteln zugesetzt. Als alkalischer Reiniger führt er dazu, dass Schmutz und Oberfläche sich gegenseitig elektrostatisch abstoßen, denn er setzt negativ geladene OH-Ionen in der Reinigungsflüssigkeit frei. Außerdem können Laugen Fette und Öle verseifen. Seifen sind die Natrium- oder Kaliumsalze von Fettsäuren und dienen bekanntlich der Reinigung, indem sie Schmutzpartikel einschließen und abtrennen.

Borax ist eines der ältesten Holzschutzmittel und wirkt vorbeugend gegen verschiedene Holzschädlinge wie den Braun- oder Weißfäulepilz oder die ebenfalls von Pilzen hervorgerufene Oberflächenbläue. Auch gegen Schimmelbefall, der auch ein Pilz ist, hilft Borax.

Da sein toxischer Wirkmechanismus so global ist, wirkt er nicht nur antimikrobiell, sondern ist auch ein wirksames Insektizid. Viele Hobbygärtner schwören auch auf Borax als Herbizid. Kein Wunder. Pflanzliche Moleküle weisen die gleichen Strukturen auf und sind dadurch angreifbar für die toxische Wirkung von Borax.

8

Kosmetische Anwendungen von Borax

Borax wirkt als schwaches Alkali emulgierend. Als Konservierungsmittel verhindert es das Verderben der kosmetischen Präparate, denen es zugesetzt ist. Borax wird aber auch als Wirkstoff eingesetzt und findet ausgedehnte kosmetische Verwendungen, zum Beispiel als mildes, hautfreundliches Entfettungsmittel. Borax tut der Haut gut, denn es trocknet die Haut nicht aus, sondern hält sie geschmeidig.

Heute ist Borax, weil es so kritisch betrachtet wird, aus kosmetischen Produkten verschwunden. Wer in den Genuss borhaltiger Kosmetika kommen möchte, muss diese selbst herstellen.

Boraxseife

Für eine Boraxseife, die mit feinem Schaum die Haut sanft reinigt und sich leicht abwaschen lässt, setzt man einfach eine gesättigte Lösung in kaltem Wasser an. Geben Sie einfach genug Borax und Wasser in ein Gefäß und schütteln das Ganze gründlich durch. Am Boden setzt sich das ungelöste Borax als Schlamm ab, die flüssige Schicht kann als Seife verwendet werden. Am besten, man bewahrt sie in einem Spender auf und füllt bei Bedarf nach, was fehlt. Ist die klare Phase verbraucht, einfach mit Wasser auffüllen. Geht der Bodensatz zur Neige, einfach mit Boraxpulver auffüllen bis zu einer Höhe, die sicherstellt, dass die Lösung gesättigt ist, dass sich nicht mehr Borax darin lösen kann und ein Rest Borax ungelöst am Boden bleibt. Es ist von Vorteil, das Saugrohr des Spenders etwas zu kürzen, so dass nur von der flüssigen Seifenschicht abgenommen wird.

Badezusatz aus Borax

Borax enthärtet das Wasser und ist deshalb in einem Wannenbad ein willkommener Begleiter. Geben Sie einfach 50 Gramm Borax in Ihr Badewasser und genießen Sie die wohltuende Wirkung für die Haut.

Sie können aber auch einen hautpflegenden Badezusatz herstellen.

Vermischen Sie eine halbe Tasse Magnesiumchlorid, einen Esslöffel Natron und einen Esslöffel Borax gründlich und versetzen die trockene Salzmischung mit etwa 15 Tropfen Moringa-Öl, Kokosöl oder Schwarzkümmelöl. Die Pflanzenöle pflegen die Haut zusätzlich.

Die Zubereitung reicht für zwei Anwendungen. Geben Sie die Hälfte des Badezusatzes in das Wasser, während es in die Wanne läuft und genügend Turbulenzen erzeugt, damit sich alles ordentlich löst und gut vermischt.

Boraxshampoo

Auch zum Haarewaschen kann man Borax gut verwenden. Lösen Sie einen Esslöffel Borax in einem Liter
Wasser. Verwenden Sie eine Tasse davon zum Haarewaschen und achten Sie darauf, dass das Shampoo
auch die Kopfhaut erreicht. Das ist vor allem bei stra-
pazierter Kopfhaut oder Haarausfall ein Segen.

Borax gegen Sommersprossen

Und wer hätte das gedacht: Borax hilft auch gegen
Sommersprossen (wenn Sie diese denn loswerden
möchten). Mit ein bisschen Geduld lässt Borax Sommersprossen verschwinden. Stellen Sie aus 15 Gramm
Borax, 20 Gramm Kölnisch Wasser und 130 Gramm
destilliertem Wasser eine Tinktur her. Mit dieser Tinktur reiben Sie mehrmals täglich die mit Sommersprossen behafteten Hautpartien ein. Verlieren Sie nicht den
Mut. Das Mittel wirkt langsam, aber zuverlässig.

Borax in Schönheitswasser und Schminke

Lilionèse war früher ein beliebtes Schönheitswasser,
auch unter dem Namen Lilienmilch bekannt, obwohl
es gar keine Lilien enthält und niemals enthielt. Man
stellte es aus 15 Gramm Borax, 5 Gramm Pottasche
(Kaliumcarbonat, K_2CO_3), 80 Gramm Rosenwasser und
80 Gramm Kölnisch Wasser her. Abends rieb man es
in die Haut ein und ließ es über Nacht einwirken. Am
nächsten Morgen rieb man es trocken ab und konnte
sich über eine schöne Haut freuen.

Wenn man der Lilionèse noch 5 Gramm präparierten Talk zusetzte, erhielt man eine helle Schminke, die die Haut undurchsichtiger erscheinen ließ. Man versuchte damit Sommersprossen abzudecken. Talk ist ein Magnesium und Silicium enthaltendes Mineral, das in der Kosmetik heute noch häufig eingesetzt wird, zum Beispiel in Gesichtspuder.

9

Borax in Haus und Garten

Borax unterstützt nicht nur unsere Gesundheit. Es ist auch ein vielseitiger Haushaltshelfer, der Insekten und Mikroorganismen vertreibt, Pflanzen düngt – oder tötet, je nachdem, was man sich wünscht – und alles reinigt, was man ihm anbietet. Was will man mehr.

Borax als Insektizid

Borax ist ein wirksames Insektizid. Was genau die Krabbelviecher tötet, weiß man nicht. Aber Borax wirkt immer nach demselben Prinzip: Es bildet Komplexe mit Molekülen, die zwei benachbarte Hydroxylgruppen besitzen. Dadurch verliert das Molekül seine Funktionsfähigkeit. Wir wissen nicht genau, was passiert, aber wir sehen den Erfolg: Ameisen, Flöhe, Kakerlaken scheiden dahin. Vermutlich beruht der Effekt auf einer Überdosis, da die verabreichten Mengen an Borax für die kleinen Lebewesen zu viel zum Schlucken sind – genau wie übrigens Gurkenschalen für Ameisen giftig sind.

Um einen Giftcocktail gegen Ameisen zuzubereiten, benötigen Sie 100 Gramm Zucker, 350 Milliliter Wasser und 1,5 EL Borax. Geben Sie alles in ein Glas mit

Schraubdeckel und mischen Sie es gründlich, bis sich Borax und Zucker vollständig gelöst haben. Benetzen Sie mit der Lösung saugfähiges Material, zum Beispiel Watte, und legen es dort aus, wo Sie keine Insekten anzutreffen wünschen. Der Zucker dient als Lockstoff. Die Ameisen werden nicht widerstehen können.

Das funktioniert auch mit anderen Insekten und anderen Arthropoden (Krabbelviechern), wie zum Beispiel Milben. Man muss nur wissen, womit man sie ködern kann.

Borax als Herbizid und Dünger

Herr Paracelsus lässt mal wieder grüßen. Obwohl Bor ein essentieller Nährstoff für Pflanzen ist, ist Borax auch ein effektives Unkrautvernichtungsmittel.

Unkraut, das sich zwischen Pflastersteinen hindurchzwängt, um seine Portion an Sonnenlicht abzugreifen, kann man effektiv bekämpfen, indem man es vorsichtig mit Boraxpulver bestreut.

Wendet man diese Methode in der Nachbarschaft von Nutz- oder Zierpflanzen an, besteht allerdings die Gefahr, gleichzeitig auch diese dahinzuraffen. Da muss man vorsichtig sein oder auf das altbewährte Unkrautjäten von Hand zurückgreifen.

Man kann auch aus 300 Gramm Borax und 7 Litern Wasser ein flüssiges Unkrautvernichtungsmittel herstellen. Dann wird es aber schwierig, die benachbarten Nutzpflanzen nicht zu schädigen.

Wenn man davon ausgeht, dass das angebrachte Borax sich mit der Zeit verteilen wird, hat man aber vielleicht seinen Garten gleichzeitig auch gedüngt, denn für eine üppige Pflanzenpracht braucht es ein Minimum von 1 Milligramm Bor pro Kilogramm Boden.

Bormangel bei Pflanzen zeigt sich vor allem an jungen Geweben, jungen Blättern oder Knospen. Falls die vergilben und zu kränkeln scheinen, kann ein Bad in Borax den Pflanzen wieder auf die Sprünge helfen. Geben Sie 1 TL Borax in 1 Liter Wasser und besprühen Sie Ihre Pflanzen damit. Pflanzen nehmen Bor auch über die Blätter auf. Diese Art der Düngung hilft besonders bei kurzfristig auftretendem Nährstoffmangel.

Borax als Holzschutzmittel

Borax ist eines der ältesten Holzschutzmittel. Es verhindert den Befall des Holzes mit verschiedenen Pilzen wie Braun- und Weißfäulepilze oder Oberflächenbläue.

Borax dringt gut in das Holz ein und ist leicht zu verarbeiten. Er wird unter Rühren in Wasser gelöst und anschließend durch Spritzen, Tauchen oder Streichen auf das Holz aufgebracht.

Für eine optimale Wirkung muss der Vorgang direkt wiederholt werden, bevor das Material getrocknet ist.

Weitere Borax-Tricks

Mit Borax den perfekten Kerzendocht herstellen

Kerzen brennen langsamer ab und rußen weniger, wenn man den Docht in Borax badet. Dazu lösen Sie 2 EL Borax und 1 EL Kochsalz in einer Tasse heißem Wasser. Weichen Sie das Dochtmaterial darin für 24 Stunden ein und lassen es anschließend trocknen, bevor Sie es zum Kerzenziehen verwenden.

Mit Borax Schnittblumen trocknen

Haben Sie schon einmal einen wunderschönen Blumenstrauß bekommen, den Sie für immer und ewig behalten wollten? Leider halten Schnittblumen nur für einen begrenzten Zeitraum, verwelken dann und müssen entsorgt werden. Vorher kann man noch ein Foto machen.

Oder man konserviert sie mit einem Trocknungsmittel, das den Blumen die Feuchtigkeit entzieht, bevor sie verwelken oder verfaulen. Geben Sie eine Mischung aus einem Teil Borax und zwei Teilen Maismehl in einen luftdicht verschließbaren Behälter, dann betten Sie vorsichtig die Blumen darin und decken alles komplett mit der Borax-Maismehl-Mischung ab. Verschließen Sie den Behälter und bewahren Sie ihn zwei Wochen an einem kühlen, trockenen Ort auf. Nach zwei Wochen sind die Trockenblumen fertig.

10

Vorkommen von Bor

Wir haben gerade gesehen, dass Bor sehr viele positive Auswirkungen auf die Gesundheit hat. Aber Borax ist verboten. Das ist schade, aber zum Glück muss man sich deswegen nicht grämen.

Will man sich die gesundheitlichen Vorteile von Bor zu Nutze machen, muss man es schlucken. Die meisten Arzneien muss man schlucken, da macht Bor keine Ausnahme. Nur sind es im Fall von Bor keine bitteren Pillen, sondern leckeres Obst, Gemüse oder Nüsse. Denn Bor steckt fast überall.

Für eine optimale Versorgung mit Bor reicht es, Lebensmittel mit hohem Borgehalt in den täglichen Speiseplan aufzunehmen.

Da die Wissenschaft sich noch nicht einig ist, ob Bor nun ein essentieller Nährstoff ist und zu den Spurenelementen gezählt werden muss, gibt es auch keine Verzehrempfehlungen und tägliche Mindestdosis. Allerdings ist man sich fast einig, dass die tägliche Aufnahme von Bor 20 Milligramm nicht überschreiten sollte (mehr dazu in Kapitel 5). Dieser Grenze wird man sich ohne bizarre Vorlieben für ausgefallene

Lebensmittel mit einer normalen Ernährung kaum nähern können.

Die meisten Studien zu den gesundheitsfördernden Wirkungen von Bor wurden mit Dosen von mindestens 3 Milligramm Bor pro Tag durchgeführt. Und es werden tatsächlich langsam leise Stimmen laut, die eine tägliche Mindestaufnahme für Bor fordern, obwohl es immer noch nicht zum Spurenelement befördert wurde. Vielleicht ist das der Grund, weswegen man sich auf bescheidene 0,2 Milligramm pro Tag beschränkt. Das ist aber viel zu wenig.

Bei zu hoher Dosierung kann Bor durchaus negative Effekte auf die Gesundheit haben. Man darf Bor nicht uneingeschränkt in sich hineinkippen – aber schädlich hohe Dosen sind für alle Vitamine und Spurenelemente bekannt.

Studien aus Ländern, deren Bevölkerung auf natürliche Weise gut mit Bor versorgt ist, legen nahe, dass man bei einer täglichen Zufuhr von 3 Milligramm Bor alle gesundheitsfördernden Wirkungen von Bor genießen kann, ohne negative Folgen durch eine Vergiftung fürchten zu müssen.

Wir nehmen Bor mit unserer täglichen Nahrung auf, aber die Menge hängt stark davon ab, wo wir leben und wie wir uns ernähren. Die tägliche Boraufnahme liegt in Europa bei durchschnittlich ein bis zwei Milligramm, also unterhalb der Grenze, die wahrscheinlich nötig ist für eine ausreichende Versorgung.

Vorkommen von Bor

Bor ist für Pflanzen ein essentieller Nährstoff und dementsprechend enthalten pflanzliche Nahrungsmittel mehr Bor als tierische. Eine ausgewogene Ernährung mit einem hohen Anteil an pflanzlicher Kost liefert etwa 1,5 bis 3 Milligramm Bor pro Tag.

Vor allem Obst, grünes Blattgemüse, Nüsse und Hülsenfrüchte enthalten viel Bor. Auch fermentierte Getränke auf pflanzlicher Basis, also Wein und Bier, sind gute Quellen für Bor. Zu den Spitzenreitern unter den pflanzlichen Borlieferanten zählen Feldsalat, Löwenzahn und Giersch.

Manchmal hilft es nicht viel, wenn ein Lebensmittel viel Bor enthält, dafür aber die Mengen, die man normalerweise davon isst, sehr klein sind. Kakao enthält zum Beispiel 0,4 Milligramm pro 100 Gramm, aber wer verputzt schon eine solche Portion, außer in Form einer Tafel sehr, sehr schwarzer Schokolade?

Manchmal ist es auch umgekehrt und schlechte Borquellen tragen viel zu unserer Versorgung bei, wenn wir sehr viel davon zu uns nehmen. In den USA sind Kaffee und Milch für etwa ein Zehntel der Borversorgung verantwortlich, obwohl sie nur sehr geringe Borgehalte aufweisen. Aber die Menge macht's.

Es ist schwierig, den Borgehalt der verschiedenen Nahrungsmittel verlässlich anzugeben, denn es handelt sich um Naturprodukte, die nicht genormt sind und deren Zusammensetzung schwankt. Wie viel Bor in einem bestimmten Gemüse oder Obst tatsächlich enthalten ist, hängt von der geographischen Lage, dem Boden, dem Klima und der Anbauweise ab. Die am

Ende dieses Kapitels angegebenen Werte schwanken deswegen zum Teil erheblich.

Bor im Boden

Der Borgehalt des Bodens hängt stark vom Klima ab. Bei einem humideren Klima, wie es in weiten Teilen Europas anzutreffen ist, liegt der Borgehalt der Böden bei 5 bis 80 mg/kg. Ton- und humusreiche Böden haben mit 30 bis 80 mg/kg einen höheren Borgehalt als sandige Böden, deren Borgehalt bei etwa 5 bis 20 mg/kg liegt.

Bei der Verwitterung von borhaltigen Mineralen, wie Glimmer oder Turmalin, gelangt Bor in Form von Borsäure in die Bodenlösung. Bei niedrigen pH-Werten im sauren Bereich dissoziiert die Borsäure und es bleibt ein negativ geladenes Anion zurück, das von den positiv geladenen Oberflächen von Tonmineralen, Aluminiumoxiden oder organischen Verbindungen angezogen wird. Damit ist es aus dem Verkehr gezogen. Deshalb sind saure Böden eher arm an Bor.

Bei konventioneller Landwirtschaft werden die Böden chemisch gedüngt. Je nach Zusammensetzung kann der Dünger den pH-Wert des Bodens verändern, was sich negativ auf die Verfügbarkeit von Bor im Boden auswirken kann. Dieser Mangel spiegelt sich dann im Borgehalt der darauf angebauten Pflanzen wider.

In die Liste mit borhaltigen Lebensmitteln am Ende dieses Kapitels haben sich auch ein paar Wildgemüse verirrt, die natürlicherweise auf ungedüngten Böden wachsen. Erstaunlicherweise (oder nicht?) verfügen sie über einen überdurchschnittlich hohen Gehalt an Bor.

Landwirtschaftliche Produkte aus Ländern, deren Böden natürlicherweise über einen hohen Borgehalt verfügen, etwa die Türkei, enthalten vermutlich auch mehr Bor als Erzeugnisse aus borarmen Regionen.

Bor in der Pflanze

Bor ist ein für Pflanzen essentieller Mikronährstoff. Es wird in Form von Borat-Anionen mit den Wurzeln aufgenommen. Die Aufnahme von Bor wird durch ein Überangebot an Calcium gehemmt. Bormangel ist unter natürlichen Bedingungen nicht unüblich. Und auch unsachgemäße Düngung, vor allem mit Calciumverbindungen, kann Bormangel noch unterstützen. Bormangel zeigt sich in der Pflanze durch Schädigungen im Gewebe, die als Fäule bezeichnet werden. Bekannt sind die Herzfäule oder Trockenfäule bei Rüben.

Der Borgehalt von Pflanzen liegt meist zwischen 5 und 60 mg/kg Trockenmasse. Das Bor ist aber in der Pflanze nicht gleichmäßig verteilt. Manche Organe, vor allem die Fortpflanzungsorgane, Staubgefäße, Narbe, Griffel und Fruchtknoten, reichern das Element an. Wahrscheinlich hat Honig deshalb einen relativ hohen Borgehalt.

Ansonsten bildet Bor in der Pflanze Komplexe mit Calcium, die zur Stabilisierung der Zellwand dienen.

Außerdem gibt es Hinweise, dass Bor in den Hormonhaushalt der Pflanzen eingreift.

Obwohl Bor für Pflanzen essentiell ist, vertragen sie es nicht in uneingeschränkten Mengen. Zu viel davon wirkt tödlich. Deswegen ist Borax auch ein hochwirksames Unkrautvernichtungsmittel (mehr dazu in Kapitel 9). Allerdings: Auch zu viel Wasser oder Licht vertragen Pflanzen nicht. Da haben wir es wieder: Die Dosis macht das Gift.

In den meisten Studien zur Bedeutung von Bor im Stoffwechsel wurde Borsäure als Borlieferant eingesetzt. Manche benutzten aber auch Calciumfructoborat. Calciumfructoborat ist eine Verbindung aus Calcium, Fructose (Fruchtzucker) und Bor, die natürlicherweise in pflanzlichen Lebensmitteln vorkommt. Es stellte sich heraus, dass es sogar noch besser wirkt als anorganische Borverbindungen, wie etwa Borsäure.

Das verwundert nicht, denn Calciumfructoborat ist ein verwirrend kompliziertes Molekül, das sehr, sehr viele OH-Gruppen enthält. Und die sind schließlich für die biologischen Wirkungen von Bor für den Stoffwechsel verantwortlich. Calciumfructoborat enthält tatsächlich relativ wenig Bor – nur ein einziges Zentralatom. Damit ist es aber in guter Gesellschaft, denn Hämoglobin und Chlorophyll enthalten auch nur ein einziges Eisen- bzw. Magnesiumatom im Zentrum einer komplizierten Struktur, ohne das sie aber nicht funktionieren können.

Bor im Tier

In tierischen Geweben findet man Bor vor allem in Knochen, Zähnen, den Fortpflanzungsorganen und dem Gehirn. Muskelfleisch und Innereien, die bei uns deutlich häufiger auf dem Teller liegen als Knochen und Hirn, enthalten dagegen ziemlich wenig Bor. Deswegen ist tierische Nahrung eine eher schlechte Quelle für Bor.

Es fällt auf, dass man in Hirn, Fortpflanzungsorganen und Keimzellen einen sehr hohen Gehalt an Bor vorfindet. Man würde ja erwarten, dass Bor da häufig vorkommt, wo es gebraucht wird. Im Fall von Knochen und Hirn würde man hier vielleicht zustimmend nicken. Aber was ist mit den Fortpflanzungsorganen? Bor ist doch fruchtschädigend, oder nicht? Es scheint aber doch irgendwie wichtig zu sein.

Die nachfolgende Tabelle soll helfen, den täglichen Bedarf an Bor mit natürlichen Nahrungsmitteln zu decken. Die wird, im Gegensatz zu Borax, hoffentlich niemand verbieten.

Der Borgehalt von Nahrungsmitteln ist, wie gesagt, von vielen Faktoren abhängig. Die folgende Liste kann daher nur grobe Richtwerte anbieten. Grundsätzlich ist es aber vorteilhaft, wann immer es möglich ist, Bioprodukte und Wildgemüse zu wählen. Sie sollten deutlich bessere Borlieferanten sein als Obst und Gemüse aus konventioneller Landwirtschaft auf ausgelaugten Böden.

Sofortheilung durch Borax

Lebensmittel	Borgehalt in mg/100g beziehungsweise mg/100ml
Gemüse	
Blumenkohl	0,2
Brennnessel	4,0
Broccoli	0,2
Champignon	5–6
Feldsalat	28–35
grünes Gemüse	0,2
anderes Gemüse	0,14
Giersch	4,0
Grünkohl	0,3
Gurke	3,6
Karotte	0,3
Kohlrübe/Steckrübe	3,0
Kartoffeln	0,14
Linsen	0,7
Löwenzahn	9–16
Rosenkohl	0,3
Rotkohl	0,3
Rote Bete	2,1
Sellerie	1–4
Tomate	0,1–1,0
Weißkohl	0,6
Obst	
frisches Obst	0,34
Fruchtzubereitungen	0,24
Apfel	0,3
Aprikose	0,5
Avocado	1,4
Birne	0,3
Datteln	1
Erdbeeren	0,9
Pfirsich	7,0
Pflaumen	2,7
Pflaumensaft	0,56
Rosinen	2,6
Rotwein	1,1–3,6
Traubensaft	0,27
Quitten	9–17
Zitrusfrüchte	0,2

Nüsse

Erdnüsse	0,6–2
Erdnussbutter	0,6–1,8
Haselnüsse	1,6
Mandeln	2,3
Pekannüsse	0,26

Getreide und Hülsenfrüchte

Brot	0,05
Getreide	0,06
Getreideprodukte	0,06–0,09
Linsen	0,7
Roggen	0,7
Soja	2,8
Weizen	0,5

Tierische Produkte

Fleisch	0,04
Innereien	0,04
Fleischprodukte	0,04
Geflügel	0,04
Fisch	0,05
Eier	0,04
Milch	0,04
Milchprodukte	0,04
Austern	100–400
Heringsmilch	90
Heringsrogen	400–500
Kaninchenhirn	17–47
Kaviar	90

Sonstiges

Bäckerhefe	5,0
Honig	7–25
Kakao	0,4

Wasser

Mineralwasser	0,8
Leitungswasser	0,01–0,03

11

Bezug von Borax

Borax kaufen ist nicht einfach, denn die Abgabe an Privatpersonen ist in der EU und den USA verboten. In China dient Borax auch heute noch als Zusatzstoff für Lebensmittel, eignet sich also hervorragend als Mitbringsel aus dem Asienurlaub.

Im Web findet man allerdings viele Tipps, wie man auch heute noch als Endverbraucher in Ländern, in denen es offiziell nicht zugelassen ist für Privatpersonen, an Borax kommen kann. Ob die der Wahrheit entsprechen ist fraglich, denn versucht man diese Ratschläge in die Tat umzusetzen, merkt man schnell, dass die meisten erwähnten Anlaufstellen durchaus einen Berechtigungsnachweis zu sehen wünschen.

Eine Garantie, dass sie Borax einfach beziehen können, kann ich Ihnen nicht geben. Schließlich ist der Verkauf an Privatpersonen illegal. Jeder Apotheker geht anders mit der Situation um und auch das Angebot auf einschlägigen Webseiten ändert sich häufig. Trotzdem will ich Ihnen die Tipps nicht vorenthalten.

Tipp Nr. 1: Natriumtetraborat Anhydrid verlangen

Das ist eine wasserfreie Version von Borax. Der Wassergehalt des Moleküls ist für alle seine Anwendungen aber irrelevant. Das wäre also eine Ausweichmöglichkeit.

Tipp Nr. 2: Nach Kaliumtetraborat fragen

Egal ob Kalium oder Natrium. Das positiv geladene Kation trennt sich in wässriger Lösung ohnehin vom Rest des Moleküls. Das ist möglicherweise eine Alternative. Das Borat-Ion und seine Wirkungen sind identisch, aber Natrium und Kalium sind eben nicht das Gleiche.

Tipp Nr. 3: Borwasser kaufen

Angeblich ist Borax in wässriger Lösung frei verkäuflich. Fragen Sie am besten einmal in der Apotheke danach.

Tipp Nr. 4: Kleinstmengen bestellen

Manche Leute behaupten auch, Kleinstmengen im Bereich von wenigen Gramm könne man problemlos als Privatperson erwerben.

Tipp Nr. 5: Endverbrauchserklärung ausfüllen

Wer verspricht, dass er das von ihm erworbene Borax nicht zur Produktion von chemischen Waffen verwenden wird, kann anscheinend in manchen Onlineshops Borax erhalten.

Tipp Nr. 6: Ameisenmörder werden

In vielen Apotheken erhält man kleine Mengen Borax, wenn man beteuert, dass man damit die häusliche Ameisenplage bekämpfen will.

Tipp Nr. 7: Gewerbe anmelden

Betreiben Sie ein kreatives Hobby und benötigen Borax beispielsweise zum Glasieren Ihrer Tonwaren oder Schmelzen ihrer Edelmetallvorräte? Ihre Kunstwerke häufen sich und Sie wissen nicht, wie Sie diese loswerden sollen? Verkaufen dürfen Sie sie als Privatperson schließlich nicht.

Gehen Sie also zur Gemeinde und melden ein Gewerbe an. Das kostet nur wenige Euro und ist unkompliziert. Danach dürfen Sie Ihre Waren ohne Risiko verkaufen und können so viel Borax erwerben, wie Sie wollen.

12

Borax – geht noch mehr?

Sicher sind Sie jetzt ganz berauscht von den vielen positiven Eigenschaften, die Borax entwickeln kann. Und dann ist Borax verboten. Wenn Sie keinen der vorgeschlagenen Wege gehen möchten oder können, um sich mit Borax zu versorgen, müssen Sie eigentlich nur auf Borax als Haushaltshelfer verzichten. Die gesundheitlichen Vorteile, zu denen Borax Ihnen verhelfen kann, können Sie aber auch mit einer sorgfältig zusammengestellten Ernährung erreichen.

Vielleicht fragen Sie sich auch, ob es noch weitere Maßnahmen gibt, mit denen Sie Ihrer Gesundheit noch einen weiteren Kick nach oben verschaffen können. Es sind ja schließlich noch unzählige weitere als „Allheilmittel" beworbene Substanzen auf dem Markt.

Da wären zum Beispiel DMSO oder MSM, die sich erwiesenermaßen positiv auf die Beschwerden bei Gelenkerkrankungen auswirken.

DMSO (**Dim**ethyl**s**ulf**o**xid) ist ein organisches Lösungsmittel mit verschiedenen pharmakologischen Anwendungen. Es wirkt entzündungshemmend und schmerzlindernd. Darüber hinaus verfügt es über die besondere Fähigkeit, Zellmembranen und sogar unsere

Haut durchdringen zu können. Das klingt erst einmal unspektakulär, aber könnten alle Substanzen so leicht in das Innere unserer Körperzellen vordringen, hätten wir ein großes Problem, denn wir wären allen Giften schutzlos ausgeliefert.

Mit diesen Eigenschaften ist DMSO das perfekte perkutane, direkt über die Haut wirkende Schmerzmittel bei Sportverletzungen und rheumatischen Beschwerden. Auch durch stumpfe Verletzungen hervorgerufene Schwellungen heilen mit DMSO schneller ab.

DMSO wird oft als Trägersubstanz in Salben, Gelen und Tinkturen zum Auftragen auf die Haut verwendet. Es hilft als Transportvermittler, Wirkstoffe wie Heparin oder Schmerzmittel in das Innere der Zellen zu transportieren. Damit kann DMSO auch helfen, die Wirkung von Borax, etwa gegen Pilzinfektionen der Haut, zu verbessern.

Die Funktion als „Schleppersubstanz" übt DMSO leider auch bei toxischen Verbindungen aus. Und das ist auch schon der einzige Pferdefuß an DMSO. Schwach wirksame Kontaktgifte können, in DMSO gelöst, zu einer echten Gefahr werden.

MSM (Methylsulfonylmethan oder Dimethylsulfon) wird auch organischer Schwefel genannt. Es ist eine Verbindung, die dem DMSO strukturell und funktionell sehr ähnlich ist. Es entsteht durch Oxidation von DMSO und unterscheidet sich von letzterem nur durch ein zusätzliches Sauerstoffatom.

MSM wird als Nahrungsergänzungsmittel bei Schwefelmangel angeboten. Schwefel kommt in unserem Körper nur als Bestandteil von schwefelhaltigen Aminosäuren, das sind Cystein und Methionin, vor. Wir selbst können Schwefel aus anderen Quellen nicht in körpereigene Substanz umwandeln. Und mit unserer proteinreichen Ernährung ist Schwefelmangel auch kein Thema. MSM kommt auch natürlicherweise in der Nahrung vor, vor allem in Kuhmilch und Kaffee.

MSM wird, ähnlich wie DMSO, eine Wirkung gegen Schmerzen und entzündliche Gelenkerkrankungen zugeschrieben.

Eine indische Forschergruppe fand aber heraus, dass MSM in Kombination mit Glucosaminsulfat sich günstig auf die Entwicklung von Arthrose auswirken kann. Sie beobachteten eine beschleunigte Reduktion der Schmerzen und Entzündungen.

Es gibt auch Arbeiten, die Hinweise auf die positive Wirkung von MSM auf verschiedene Erkrankungen liefern. So soll es bei Prostatakrebs die Apoptose, den programmierten Zelltod, einleiten. Außerdem soll es, wie DMSO, die Zellmembranen durchlässiger machen. Es soll durch eine entzündungshemmende Wirkung auch vor Herz-Kreislauf-Erkrankungen schützen. Auch gegen Heuschnupfen hat sich MSM schon bewährt. Diese vielversprechenden Ansätze bedürfen allerdings noch weiterer experimenteller Belege.

Quellen

Kapitel 1 und 2: Einleitung und Borax Erklärung

http://www.dr-minas.de/tl_files/Downloads/Borax-verschwoerung.pdf

http://www.mikronaehrstoff.de/pdf/Groe_Kis_Bor_2015.pdf?v=1

https://www.deutsche-apotheker-zeitung.de/daz-az/2016/daz-50-2016/wunderwaffe-bor

https://neurolab.eu/infos-wissen/fachverzeichnis/bor/

https://www.foodgroove.de/bor/

https://www.medizin-transparent.at/borax-das-gesundheitsschaedliche-heilmittel

https://www.univie.ac.at/pluslucis/PlusLucis/161/S19.pdf

http://www.biologie-schule.de/borax.php

https://www.pharmazeutische-zeitung.de/inhalt-02-2000/pharm1-02-2000/

https://vitalinstitut.net/borax/

http://cec-leonberg.de/cleanwiki/index.php/
Alkalische_Reiniger#Borax

http://www.holzlabor.com/toxikologie.pdf

https://www.psiram.science/de/index.php/Borax

http://www.healing-yourself.com/TheWalterLast-
Story.html

https://www.auro.de/de/ueber-AURO/sanfte-chemie/
fachbeitraege/FB_stellungnahme_zur_reproduktions-
toxizitaet_von_boraten.pdf

Benderdour M et al.: In vivo and in vitro effects of
boron and boronated compounds. J Trace Elem Med
Biol. 1998 Mar;12(1):2-7. https://www.ncbi.nlm.nih.
gov/pubmed/9638606

Kapitel 3: Unbedenklichkeit

Duydu Y et al.: Assessment of DNA integrity
(COMET assay) in sperm cells of boron-exposed wor-
kers. Arch Toxicol. 2012 Jan;86(1):27-35. https://www.
ncbi.nlm.nih.gov/pubmed/21833739

Bolt, H. et al.: Boron and its compounds: current bio-
logical research activities Archives of Toxicology
August 2017, Volume 91, Issue 8, pp 2719–2722

Quellen

Hunter, P: Not boring at all. Boron is the new carbon in the quest for novel drug candidates

EMBO Rep. 2009 Feb; 10(2): 125–128. https://www.ncbi.nlm.nih.gov/pmc/articles/PMC2637326/

https://vitalinstitut.net/borax/

http://www.whale.to/w/boron.html

Newnham , R. Essentiality of Boron for Healthy Bones and Joints, Environmental Health Perspectives 1992 https://www.ncbi.nlm.nih.gov/pmc/articles/PMC1566627/pdf/envhper00403-0084.pdf

https://earthclinic.com/ailments/fluoride-poisoning-natural-remedies/

Hasan Turkez and Fatime Geyikoglu: Boric acid: a potential chemoprotective agent against aflatoxin b1 toxicity in human blood Cytotechnology. 2010 Apr; 62(2): 157–165 https://www.ncbi.nlm.nih.gov/pmc/articles/PMC2873987/

https://academic.oup.com/jac/article/63/2/325/711176

https://www.lifeextension.com/magazine/2006/8/aas/Page-01

http://www.ithyroid.com/boron.htm

Xu P et al.: Therapeutisch effect of dietary boron supplement on retinoic acid-induced osteoporosis in rats. Nan Fang Yi Ke Da Xue Xue Bao. 2006

Dec;26(12):1785-8. 2006 Dec;26(12):1785-8. https://www.ncbi.nlm.nih.gov/pubmed/17259120

https://www.umweltanalytik.com/lexikon/ing1.htm

Kapitel 3: Wirkungen im Körper

Wu L et al.: Gene expression alterations of human liver cancer cells following borax exposure. Oncol Rep. 2019 Jul;42(1):115-130. https://www.ncbi.nlm.nih.gov/pubmed/31180554

Atakisi O. et al: Boric acid and Borax Supplementation Reduces Weight Gain in Overweight Rats and Alter L-Carnitine and IGF-I Levels. Int J Vitam Nutr Res. 2019 Feb 12:1-7. https://www.ncbi.nlm.nih.gov/pubmed/30747610

Alak G. et al.: Borax Alleviates Copper-Induced Renal Injury via Inhibiting the DNA Damage and Apoptosis in Rainbow Trout. Biol Trace Elem Res. 2019 Oct;191(2):495-501. Epub 2019 Jan 5. https://www.ncbi.nlm.nih.gov/pubmed/30612301

https://www.osteoporosezentrum.de/bedeutung-von-vitaminen-und-mineralstoffen-bei-osteoporose-vitamineinnahme-bei-osteoporose-krankheit-osteoporosebehandlung/

https://www.supplementa.com/gesundheitsjournal/bor-ein-wichtiges-spurenelement-fuer-die-bildung-von-hormonen/

Quellen

https://www.drjacobsinstitut.de/?Prostatakarzinom/
Nahrungserg%C3%A4nzung_bei_Prostatakrebs

Gallardo-Williams MT et al.: Effects of boric acid supplementation on bone histomorphometry, metabolism, and biomechanical properties in aged female F-344 rats. Biol Trace Elem Res. 2003 Summer;93(1-3):155-70. https://www.ncbi.nlm.nih.gov/pubmed/12835499

https://www.recordati.de/der-gesunde-knochen

Lara Pizzorno, Nothing Boring About Boron, Integr Med (Encinitas). 2015 Aug; 14(4): 35–48. https://www.ncbi.nlm.nih.gov/pmc/articles/PMC4712861/

Nielsen FH et al.: Effect of dietary boron on mineral, estrogen, and testosterone metabolism in postmenopausal women. FASEB J. 1987 Nov;1(5):394-7. https://www.ncbi.nlm.nih.gov/pubmed/3678698

Hakki SS et al.: Boron regulates mineralized tissue-associated proteins in osteoblasts (MC3T3-E1). J Trace Elem Med Biol. 2010 Oct;24(4):243-50 https://www.ncbi.nlm.nih.gov/pubmed/20685097

Scorei R. et al.: A double-blind, placebo-controlled pilot study to evaluate the effect of calcium fructoborate on systemic inflammation and dyslipidemia markers for middle-aged people with primary osteoarthritis. Biol Trace Elem Res. 2011 Dec;144(1-3):253-63. https://www.ncbi.nlm.nih.gov/pubmed/21607703

Nicola R. Sproston and Jason J. Ashwort: Role of C-Reactive Protein at Sites of Inflammation and Infection Front Immunol. 2018; 9: 754. https://www.ncbi.nlm.nih.gov/pmc/articles/PMC5908901/

Wohlrab W, Neubert R, Wohlrab J (eds): Hyaluronsäure und Haut In: Trends Clin Exp Dermatol, Aachen, Shaker, 2004, vol 3

Naghii MR et al.: Comparative effects of daily and weekly boron supplementation on plasma steroid hormones and proinflammatory cytokines. J Trace Elem Med Biol. 2011 Jan;25(1):54-8. https://www.ncbi.nlm.nih.gov/pubmed/21129941

Jian Shen, Jose M. Ordovas: Impact of Genetic and Environmental Factors on hsCRP Concentrations and Response to Therapeutic Agents clinchem.2008.117754 http://clinchem.aaccjnls.org/content/55/2/256

Yoonseo Kim: Posttranscriptional Regulation of the Inflammatory Marker C-Reactive Protein by the RNA-Binding Protein HuR and MicroRNA 637 https://mcb.asm.org/content/35/24/4212

Hudnall TW et al.: Fluoride ion recognition by chelating and cationic boranes. Acc Chem Res. 2009 Feb 17;42(2):388-97 https://www.ncbi.nlm.nih.gov/pubmed/19140747

https://www.welt.de/gesundheit/article114269537/Wie-Aluminium-Nervenzellen-in-den-Tod-treibt.html

Cui Y et al.: Dietary boron intake and prostate cancer risk. Oncol Rep. 2004 Apr;11(4):887-92. https://www.ncbi.nlm.nih.gov/pubmed/15010890

Gonzalez A et al.: Boron intake and prostate cancer risk. Cancer Cause Control 2007 Dec: 18(10): 1131-40 https://www.ncbi.nlm.nih.gov/pubmed/1785770

Mahabir S. et al.: Dietary boron and hormone replacement therapy as risk factors for lung cancer in women. Am J Epidemiol. 2008 May 1: 167(9): 1070-80 https://www.ncbi.nlm.nih.gov/pubmed/18343880

Kapitel 5: Nebenwirkungen

http://gestis.itrust.de/nxt/gateway.dll/ gestis_de/000000.xml?f=templates$fn=default. htm$vid=gestisdeu:sdbdeu$3.0

https://mobil.bfr.bund.de/cm/343/zusatz_von_borsaeure_oder_borax_in_nahrungsergaenzungsmitt.pdf

Litovitz, T. L. et al.: Clinical manifestations of toxicity in a series of 784 boric acid ingestions. The American Journal of Emergency Medicine, 1988 6(3), 209–213.

https://vitalinstitut.net/borax/

Kapitel 6: Medizinische Anwendungen

https://www.efodon.de/html/publik/sy/SY116/
SY11647%20Thietz%20meint%20zu%20Borax.pdf

https://www.globuliwelt.de/borax-globuli/

https://www.textlog.de/medizin-borax.html

Kliegel, W.: Bor in Biologie, Medizin und Pharmazie:
Physiologische Wirkungen und Anwendung von Borverbindungen Springer Verlag 1980, S.159 ff

https://www.pharmazeutische-zeitung.de/
inhalt-02-2000/pharm1-02-2000/

Steuer, O.: Lehrbuch der Hals-, Nasen- und Ohren-
krankheiten: Für Studierende und Ärzte, Springer
Verlag 1969, Seite 89

https://gutenberg.spiegel.de/buch/die-pfle-
ge-der-haut-mit-besonderer-berucksichti-
gung-der-wichtigsten-haut-und-haarkrankhei-
ten-8310/8

http://misc.bibl.u-szeged.hu/25372/1/016_016_327-333.
pdf

https://www.doktorweigl.de/allgemein/hilft-bor-ge-
gen-krebs-und-mehr-die-wahrheit-ueber-borman-
gel-7813/

Quellen

https://www.lebens-energethik.org/wp-content/
uploads/Bor-Borax.pdf

https://www.naturundtherapie.at/images/Informa-
tionsblatter/Kolloide/bor.pdf

Kapitel 7, 8, 9: Borax im Haushalt, Borax in Haus und Garten und kosmetische Anwendung

https://de.wikihow.com/Schimmel-aus-Kleidung-be-
kommen#Schimmel_mit_Borax_herausbekommen_
sub

Winter, F.: Handbuch der gesamten Parfumerie und
Kosmetik: Eine Wissenschaftlich-Praktische Darstel-
lung der Modernen Parfumerie Einschliesslich der
Herstellung der Toiletteseifen Nebst Einem Abriss der
Angewandten Kosmetik, Springer Verlag 1927

https://wirksaft.com/borax-fuer-haut-und-koerper/

Buchheister, Gustav Adolf, Ottersbach, Georg: Vor-
schriftenbuch für Drogisten

Die Herstellung der gebräuchlichen Verkaufsartikel,
Springer Verlag 1914

https://de.wikisource.org/wiki/
Mittel_gegen_Sommersprossen

http://cec-leonberg.de/cleanwiki/index.php/
Alkalische_Reiniger

https://www.pharmazeutische-zeitung.de/
inhalt-02-2000/pharm1-02-2000/

http://german.pureborax.com/sale-10234701-sta-
bility-buffering-action-borax-decahydra-
te-powder-for-soap-personal-care-products.html

https://bessergesundleben.
de/8-formen-zur-verwendung-von-borax-im-haushalt/

https://www.boden-wand-decke.de/was-ist-bo-
rax-und-wie-kann-man-es-zum-holzschutz-einset-
zen/150/4991/210820

http://www.lavtox.com/dk-tox.pdf

https://www.naturallivingideas.
com/15-surprising-uses-borax/

https://de.scribd.com/document/372737792/
Borax-Rezepte-pdf

Kapitel 10: Vorkommen von Bor

Bolt, H. et al.: Boron and its compounds: current bio-
logical research activities, Archives of Toxicology
August 2017, Volume 91, Issue 8, pp2719-2722

https://vitalinstitut.net/borax/

https://www.dr-feil.com/blog/arthrose/arthrose-erna-
ehrung-2.html

Quellen

https://www.deutsche-apotheker-zeitung.de/
daz-az/2016/daz-50-2016/wunderwaffe-bor

https://www.doktorweigl.de/allgemein/hilft-bor-ge-
gen-krebs-und-mehr-die-wahrheit-ueber-borman-
gel-7813/

https://www.gesund-durch-neues-wissen.de/
GT06-Kupfer%20und%20Bor.pdf

https://fhherfurth.de/ernaehrung/bor.html

https://nebenwirkungen.biz/2015/03/18/bor-vorkom-
men-diese-lebensmittel-helfen-den-taeglichen-be-
darf-zu-decken-3/

https://www.kali-gmbh.com/dede/fertiliser/advisory_
service/nutrients/boron.html

http://www.tll.de/www/daten/pflanzenproduktion/
duengung/b_du1105.pdf

George Dan Mogoşanu et al.; Calcium Fructoborate
for Bone and Cardiovascular Health Biol Trace Elem
Res. 2016; 172: 277–281. https://www.ncbi.nlm.nih.
gov/pmc/articles/PMC4930945/

https://www.spektrum.de/lexikon/biologie/bor/10039

Kapitel 11: Bezug von Borax

http://www.helpster.de/
borax-kaufen-hinweise_181161

https://gesund-im-net.de/berit/borax.htm

Kapitel 12: Borax – geht noch mehr?

Crawford P et al.: Methylsulfonylmethane for treatment of low back pain: A safety analysis of a randomized, controlled trial. Complement Ther Med. 2019 Aug;45:85-88.

Hewlings S, Kalman DS.: Evaluating the Impacts of Methylsulfonylmethane on Allergic Rhinitis After a Standard Allergen Challenge: Randomized Double-Blind Exploratory Study. JMIR Res Protoc. 2018 Nov 29;7(11):e11139

Miller LE: Methylsulfonylmethane decreases inflammatory response to tumor necrosis factor-α in cardiac cells. Am J Cardiovasc Dis. 2018 Jun 15;8(3):31-38.

Kowalska K: Methylsulfonylmethane (organic sulfur) induces apoptosis and decreases invasiveness of prostate cancer cells. Environ Toxicol Pharmacol. 2018 Dec;64:101-111.

www.ingramcontent.com/pod-product-compliance
Lightning Source LLC
Chambersburg PA
CBHW051025030426
42336CB00015B/2721